INNER PEACE YOGA

참고도서

김성기, 『음악, 그리고 음악치료』(지식공감, 2012)
김종우, 대한한방신경정신과학회 화병연구센터, 『화병 100문 100답』(집문당, 2013)
김태형, 양웅모, 『한의학과 심리학의 만남』(세창출판사, 2014)
다츠무라 오사무, 『호흡 건강법』(넥서스BOOKS, 2008)
라마 차라카, 『요가 호흡의 과학』(여래, 2008)
박의규, 『소금과 물, 우리 몸이 원한다』(지식과감성, 2014)
브렌다 쇼샤나, 『걱정 버리기 연습』(예문, 2014)
B. K. S 아헹가, 『요가 디피카』(법보신문사, 1997)
살바토레 바타리아, 『살바토레의 아로마테라피 완벽가이드』(현문사, 2008)
샤릴라 샤라먼, 『차크라 힐링 핸드북』(슈리크리슈나다스아쉬람, 2008)
이경제, 『이경제의 건강보감』(김영사, 2002)
이현주, 『아로마테라피』(한글문화사, 2006)
이타무라 히로시게, 『허브차』(넥서스BOOKS, 2007)
제갈영, 손현택, 『베스트 허브 식물 이야기』(지식서관, 2012)
에드몬드 제이콥스, 『긴장이완법』(학지사, 1995)
제카 맥비키, 『제카의 허브』(RGB, 2010)
존 카치오포, 윌리엄 패트릭, 『인간은 왜 외로움을 느끼는가』(민음사, 2013)
키무라 준, 『흥분하지 않는 심리학』(민지사, 1996)
프란시스 부스, 『디지털 세상에서 집중하는 법』(처음북스, 2014)
힌리히 반 데에스트, 『음악 치료』(시유시, 1999)
Julia Lawless, 『아로마 에센셜오일 백과사전』(현문사, 2002)

INNER PEACE YOGA

Issue 02. | 이너피스 요가 : 보디 | BODY
송다은 지음

몸이 가벼워지는 요가 테라피

웅진 리빙하우스

Prologue

요가, 내 안의 평화를 찾아가는 여정

내가 요가를 처음 시작한 것은 대학교 3학년, 심한 다이어트로 몸무게가 45kg이 나갔을 때였다. 대학에 들어가서 예뻐지기 위해 시작한 다이어트로 15kg 이상이나 감량되면서 살을 빼는 수준을 넘어, 그저 깡마른 몸이 된 것이다. 무리한 다이어트는 엄청난 스트레스와 후유증을 남겼고, 나는 예전만큼은 아니라도 조금만 살을 찌워 예쁘기도 하지만 건강해 보이는 몸을 갖고 싶었다.

그때 만난 것이 요가다. 나는 우연히 들어선 요가의 세계에 엄청난 매력을 느꼈다. 곧바로 지도자 과정을 밟았고, 3개월 만에 요가 수업을 지도하게 되었다. 지금 생각해보면 겁 없고 호기심 많은 20대였기에 가능했다. 그 당시 나를 매료시킨 요가는 10년이 된 지금까지도 나를 존재하게 하고 살아가는 원동력이자 에너지가 되고 있다. 요가를 공부하고 지도하면서 향에 대한 관심도 많아져서 아로마 테라피도 공부하기 시작했다. 다양한 에센셜 오일의 향과 함께 각각의 오일이 지니고 있는 에너지와 효능은 또 다른 매력으로 다가왔다.

요가를 하는 동안 몸은 끊임없이 변하지만 마음만은 늘 편안하고 여유롭다. 요가 동작 하나하나가 내 몸 구석구석을 만져주고, 호흡은 복잡한 마음과 정신을 요가 동작에만 집중하도록 도와준다. 동작과 호흡을 하면서 자연스럽게 연결되는 명상과 오일의 향을 맡으며 즐기는 테라피는 예민해지는 나를 이완시키고, 작은 것에도 흔들리지 않고 중심을 잡고 살아갈 수 있게 한다.

그런 시간을 통해 나라는 존재가 세상 누구보다 소중하고 행복하다는 것을 깨닫는다. 또한 내 몸과 마음을 온전하게 느낄 수 있음을 경험한다. 요가를 하는 동안만큼은 온전히 나 자신에게 집중함으로써 스스로를 관찰하고 이해하며, 있는 그대로의 나를 받아들임으로써 나의 내면과 소통하고 교감하는 것이다.

아직 요가를 경험하지 못한 사람도 있을 것이고, 저마다의 이유로 요가를 처음 시작하는 사람도 있을 것이다. 모두 원하는 목적과 방향은 다르겠지만, 요가를 하다 보면 내가 느꼈던 감정과 경험을 똑같이 느낄 수 있을 거라 생각한다.

요가는 몸과 마음, 정신을 살피는 가장 훌륭한 홀리스틱 수양법이다. 내 안의 진정한 평화를 찾고 싶다면, 나 자신을 더 많이 이해하고 사랑하고 싶다면 요가에 모든 답이 있다고 말해주고 싶다. 나는 내가 찾은 답과 이 모든 경험을 많은 사람과 나누고 싶다.

INNER PEACE YOGA
MIND

Prologue   4
요가, 내 안의 평화를 찾아가는 여정

Information   8
이 책의 활용법

Chapter 1
YOGA THERAPY
요가 테라피의 모든 것

Intro 요가 그리고 아로마 테라피   11

Lesson 1 호흡   14
세포 하나하나가 에너지로 가득 차는 순간

Lesson 2 명상   17
긍정의 에너지를 만드는 몰입의 시간

Lesson 3 동작(아사나)   22
몸의 모든 곳을 자극하는 순환 운동

Lesson 4 아로마 오일   25
지친 몸과 마음에 주는 한 방울의 힘

Lesson 5 허브티   30
요가 전 몸과 마음을 열어주는 온기

Lesson 6 음악   32
규칙적인 생체리듬을 만드는 명상 메이트

Lesson 7 차크라   34
우리 몸에 존재하는 일곱 개의 에너지

Therapy Item   36
수련에 필요한 준비물과 주의할 점

Chapter 2
BODY
몸이 가벼워지는 요가 테라피

Intro 39
몸이 보내는 신호

Surya Namaskara 42
심신의 정화를 위한 '수리야 나마스카라'

Case #1 두통 46
Therapy Recipe 피버퓨 티 + 목 이완 자세
\+ 스크루바 자세 + 페퍼민트 에센셜 오일

Case #2 목과 어깨 통증 52
Therapy Recipe 로즈마리 티 + 역도 자세
\+ 토끼 자세 + 페퍼민트 에센셜 오일
Aroma Therapy 두통, 목과 어깨 통증에 좋은 오일 습포

Case #3 스트레스성 탈모 60
Therapy Recipe 블랙 세서미 티 + 물고기 자세 변형
\+ 삼각 자세 + 로즈마리 에센셜 오일
Aroma Therapy 스트레스성 탈모에 좋은 두피 마사지

Case #4 등과 허리 통증 66
Therapy Recipe 홉 티 + 긴팔원숭이 자세
\+ 콩 벌레 자세 + 로먼 캐모마일 에센셜 오일
Aroma Therapy 등과 허리 통증을 위한 반신욕

Case #5 손목 통증 72
Therapy Recipe 스컬캡 티 + 손목 이완 자세
\+ 효자손 자세 + 블랙페퍼 에센셜 오일
Aroma Therapy 손목 통증을 위한 오일 마사지

Case #6 감기몸살 78
Therapy Recipe 진저 티 + C자 자세
\+ 고양이 기지개 켜기 자세 + 클로브 버드 에센셜 오일
Aroma Therapy 감기 몸살을 위한 오일 발향법

Case #7 소화불량 84
Therapy Recipe 페퍼민트 티 + 지느러미 자세
\+ 의자 자세 변형 + 스위트 마조람 에센셜 오일

Case #8 변비 88
Therapy Recipe 옐로독 티 + 반물고기 자세
\+ 전사 자세 변형 + 스위트 마조람 에센셜 오일
Aroma Therapy 소화불량과 변비 완화를 위한
복부 마사지

Case #9 생리전증후군과 생리통 94
Therapy Recipe 안젤리카 티 + 나비 자세 + 반달 자세
\+ 제라늄 에센셜 오일
Aroma Therapy 생리전증후군과 생리통에 좋은
오일 마사지

Case #10 요실금 100
Therapy Recipe 콜니 티 + 어덕션 자세 변형
\+ 다리 자세 변형 + 주니퍼베리 에센셜 오일
Aroma Therapy 요실금 예방을 위한 오일 좌욕법

Case #11 하체가 무겁고 뻐근할 때 106
Therapy Recipe 버독 티 + 바람 빼기 자세 + 영웅 자세
\+ 그레이프프루트 에센셜 오일
Aroma Therapy 뻐근한 하체를 위한 오일 마사지

Case #12 만성피로 증후군 112
Therapy Recipe 히비스커스 티 + 가위 자세
\+ 궁자 자세 + 진저 에센셜 오일
Aroma Therapy 만성피로 증후군을 위한 오일 마사지

Case #13 불면증 118
Therapy Recipe 패션 플라워 티 + 불가사리 자세
\+ 모관 운동 자세 + 라벤더 에센셜 오일
Aroma Therapy 불면증을 없애는 오일 활용법

Case #14 알레르기성 비염 124
Therapy Recipe 에키나시아 티 + 활 자세 + 풍차 자세
\+ 유칼립투스 에센셜 오일
Aroma Therapy 비염에 좋은 오일 증기 흡입법

Information

1. 이 책은 각 케이스별로 증상에 도움이 되는 차와 요가 동작, 아로마 오일로 구성된 테라피 레시피를 소개하고 있습니다. 동작을 하기 전 차를 마시고, 동작 후 해당 오일을 반신욕이나 습포 등 추천법에 따라 적용하면 됩니다.

2. '수리야 나마스카라(42page)'는 본 동작 전에 하는 준비 동작으로, 충분히 연습한 후 본 동작에 들어가는 것이 좋습니다.

3. 차는 2잔 이상은 마시지 않도록 하며, 동작을 할 때는 물을 충분히 마셔주는 것이 좋습니다.

4. 'Da Eun's Blending'은 해당 오일의 효과를 극대화하는 추천 블렌딩법입니다. 베이스 오일에 에센셜 오일을 순서대로 떨어뜨린 후 잘 섞어서 사용하며, 에센셜 오일이 피부에 닿지 않도록 주의합니다.

5. 에센셜 오일을 사용할 때는 피부에 직접 닿지 않도록 하며, 특정 질환이나 알레르기가 있는 경우 반드시 전문가와 상담 후에 사용해야 합니다. 임신부나 민감성 피부, 1세 미만의 영유아는 사용하지 않는 것이 좋습니다. 1세~3세 미만의 영유아는 라벤더, 로만 캐모마일에 한해 사용할 수 있으며, 비율은 0.5% 이하로 합니다.

임신부가 피해야 할 오일	바질, 클라리 세이지, 히솝, 스위트 마조람, 너그메그, 페니로열, 로즈마리, 세이지, 시트로넬라, 타임, 펜넬, 페퍼민트, 로즈
고혈압 환자가 피해야 할 오일	히솝, 로즈마리, 타임, 세이지
민감성 피부가 피해야 할 오일	애니시드, 바질, 레몬, 시나몬, 블랙페퍼, 클로브 버드, 유칼립투스, 진저, 레몬그라스, 레드타임

6. 아로마 테라피를 실행할 때는 향수를 사용하지 않는 것이 좋습니다. 향수와 오일의 향이 혼합되어 에센셜 오일이 가지고 있는 효과를 떨어뜨릴 수 있습니다.

7. 유투브(YouTube)에서 이너피스 요가의 각 케이스별 요가 동영상을 볼 수 있습니다.

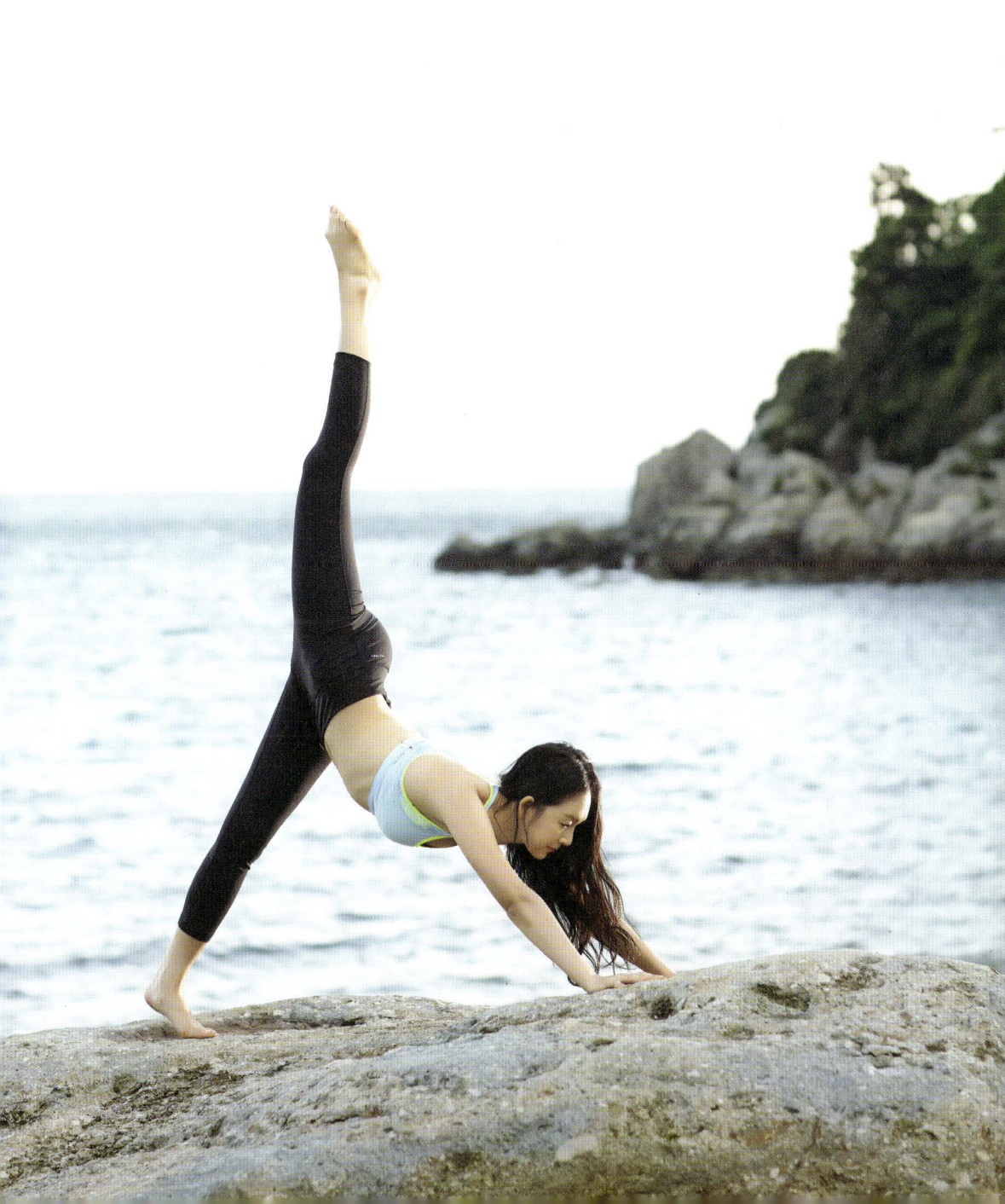

Chapter 1

YOGA THERAPY

요가 테라피의 모든 것

Intro

요가 그리고 아로마 테라피

요가는 인도의 산스크리트어로 '말을 마차에 결합시킨다'라는 의미를 갖고 있다. 말을 인간의 마음에, 마차를 인간의 몸에, 마차에 타고 있는 사람을 영혼에 비유해 '말(마음)을 잘 통제해서 바른 길로 갈 수 있게 하는 것'이 요가라는 것이다. 요가가 단순히 몸에 한정된 운동이 아니라 마음과 정신의 조화를 추구하고, 궁극적으로 진정한 의미의 자유로운 자아를 찾는 것을 목적으로 한다는 것을 알 수 있다.

요가가 아로마 테라피를 만나면 이런 전인적(홀리스틱^{Holistic})인 특성이 더욱 두드러진다. '향기(아로마^{Aroma})'와 '치료(테라피^{Therapy})'의 합성어인 아로마 테라피는 식물에서 추출한 에센셜 오일을 이용해 질병을 치료, 예방하고 건강을 유지하는 보완 대체 의학이다. 신체에 어떤 증상이 나타날 때 겉으로 드러나는 것만이 아닌, 증상과 관련한 환경적·정신적·정서적인 다양한 요소를 고려해 접근하고 치료하는 것이 특징이라고 할 수 있다.

그런 면에서 요가와 아로마 테라피는 전인적인 성향을 가졌다는 공통점이 있으며, 이런 공통점을 활용한 것이 아로마 요가다. 에센셜 오일을 사용하는 아로마 테라피가 요가와 결합하면 요가만 하는 것보다 더 큰 효과를 낼 수 있다. 이때 에센셜 오일을 사용하는 방법은 다양하지만 가장 효과적인 것은 국소 부위라도 피부에 직접 적용하는 것이다. 하지만 어떤 방법으로든 향을 흡입하게 되면, 향이 후각을 통해 뇌의 변연계를 자극해 감정, 호르몬, 자율신경계에 영향을 주고 자연스럽게 마음을 안정시키고 정신을 편안하게 해준다.

아로마 요가는 호흡과 명상, 동작과 오일, 음악 등으로 이루어진다. 여기에 이 책에서는 '허브티'에 대한 정보까지 담았다. 오일을 통한 후각과 촉각, 음악을 통한 청각에 이어 미각까지 만족시키는 테라피 레시피를 소개하고자 한 것이다. 아로마 요가를 이루는 각각의 기본 요소를 이해한다면 이를 더욱 효과적으로 즐길 수 있을 것이다.

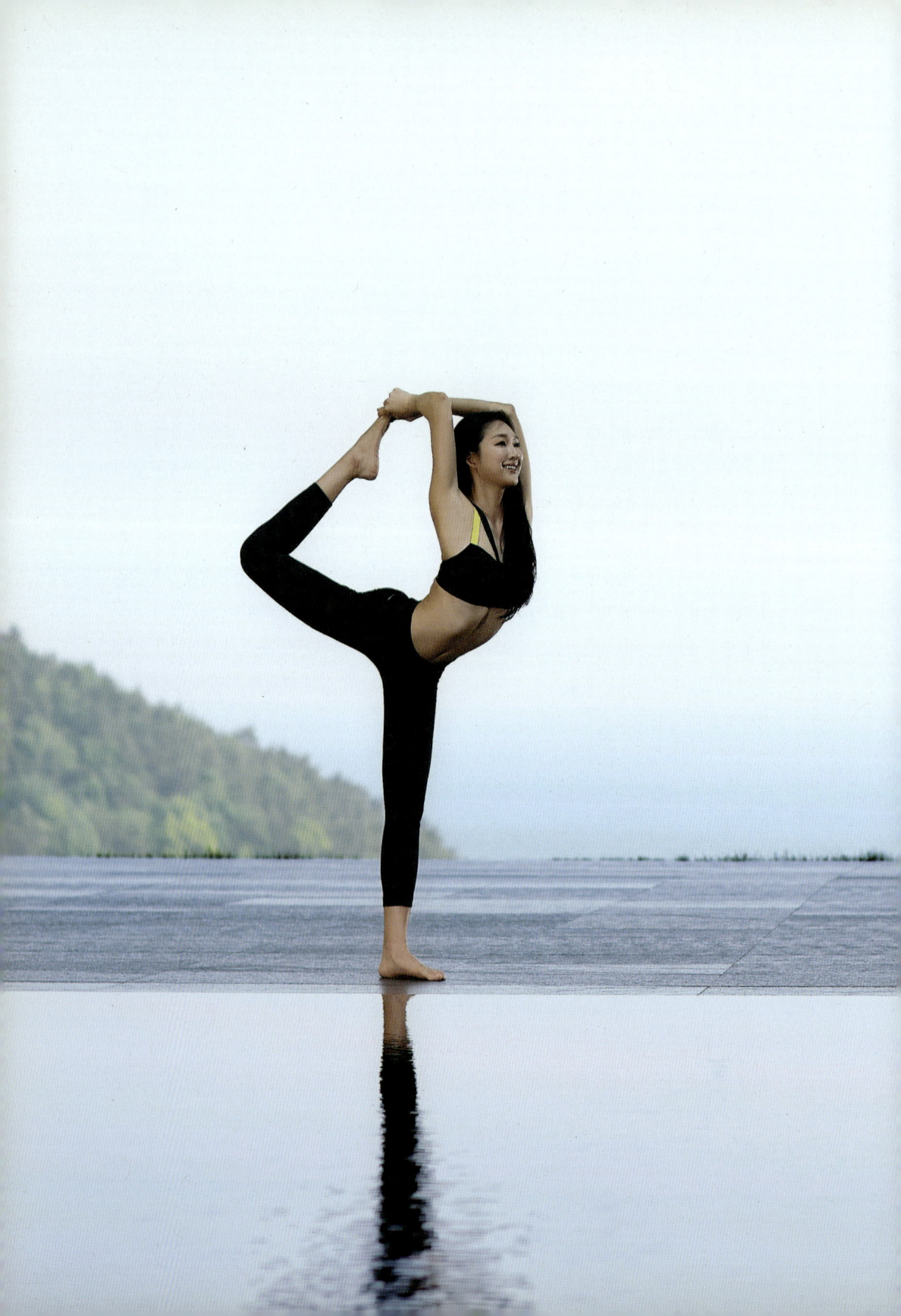

Effect 요가의 대표적인 효과

- 근력과 유연성을 길러주며 골밀도를 높인다.
- 장기의 위치를 바로잡고 마사지해준다.
- 신경계를 안정시키고 스트레스를 해소한다.
- 뇌에 혈류를 공급하고 혈액순환에 효과적이다.
- 각종 질병과 성인병을 예방하며 에너지를 증가시킨다.
- 호흡과 땀을 통해 독소와 노폐물을 배출한다.
- 체형 교정과 다이어트 등의 효과가 있다.

Effect 아로마 테라피의 효과

- 감정적인 스트레스와 딜레마를 해결해준다.
- 두통을 없애고 집중력과 기억력을 증가시킨다.
- 호흡계와 관련한 바이러스와 박테리아 활동을 억제시킨다.
- 정신적·육체적 피로를 해소한다.
- 긴장과 불안감을 해소하고 기분을 좋게 만든다.
- 신진대사와 혈액 순환을 원활하게 한다.

Lesson 1

세포 하나하나가 에너지로 가득 차는 순간
호흡

지금까지 요가 강의를 하면서 많은 사람과 교감을 나누는 동안 사람들의 호흡이 변화하는 과정을 관찰할 수 있었다. 어깨를 들썩이는 사람, 전혀 어떠한 미동도 없는 사람, 마시고 내쉬는 방법이 뒤바뀐 사람, 입을 벌린 채 호흡하는 사람, 내쉬는 숨이 너무 짧은 사람 등 사람마다 호흡하는 모습은 너무도 다양하다.

우리에게 호흡이 얼마나 중요한지는 모두 알고 있을 것이다. 말 그대로 호흡을 하지 않으면 숨을 쉴 수 없고 몸과 뇌에 산소를 공급할 수 없다. 하지만 그만큼 무의식적으로 이루어지기에 호흡하는 방법에 대해서는 그다지 신경 쓰지 않는다.

일반적으로 우리는 흉식호흡과 복식호흡을 자연스럽게 번갈아 사용한다. 흉식호흡은 흉곽의 일부가 움직이는 호흡법으로, 주로 가슴이 올라가면서 목과 어깨 근육이 사용된다. 따라서 흉식호흡을 자주 하는 사람은 목과 어깨의 긴장과 통증을 느끼는 경우가 많다. 횡격막호흡으로 불리는 복식호흡은 내부 장기를 많이 움직일 수 있다는 장점이 있지만, 폐를 완전히 사용하지 못한다는 단점도 있다.

사실 우리가 하는 호흡은 그 자체로 불완전하다. 그래서 요가에서 사용하는 완전 호흡법을 익히면, 그동안 완벽하지 않은 호흡으로 닿을 수 없는 곳까지 이완되는 경험을 할 수 있다. 나는 강의를 하면서 수련자들에게 자신이 호흡하는 모습을 바라볼 수 있는 시간을 준다. 먼저 정확한 호흡법을 알려줘야 하는 게 아니냐고 반문할지도 모르겠다. 하지만 내가 아무리 잘 설명해도 초보자들에게는 혼란만 줄 가능성이 크다. 호흡을 하느라 정작 자신에 집중하지 못하는 경우도 다반사기 때문이다.

하지만 자연스럽게 호흡을 익히면 시간이 지나면서 그동안 몰랐던 자신의 깊은 호흡을 알아차리게 된다. 강의가 끝날 무렵이 되면 사람들의 호흡이 처음보다 길어지고 유연해지는 것을 알 수 있다. 자연스럽게 우리 몸 구석구석, 세포 하나하나가 에너지로 가득 차는 시간인 것이다. 처음 시작했을 때와 호흡이 달라졌다는 것을 경험하면 억지로 노력하지 않아도 몸과 마음의 변화를 깨닫게 된다.

Effect 호흡의 효과

- 호흡과 관련된 모든 근육과 기관을 유연하게 해준다.
- 폐활량이 늘어나 몸속으로의 산소 유입이 원활해진다.
- 자세가 바로잡히고, 심장 주변 근육을 마사지해준다.
- 흡연이나 잘못된 호흡으로 인해 벌어진 갈비뼈의 위치를 바로잡는다.
- 깊은 호흡으로 땀이 나는 동시에 독소와 노폐물이 배출된다.

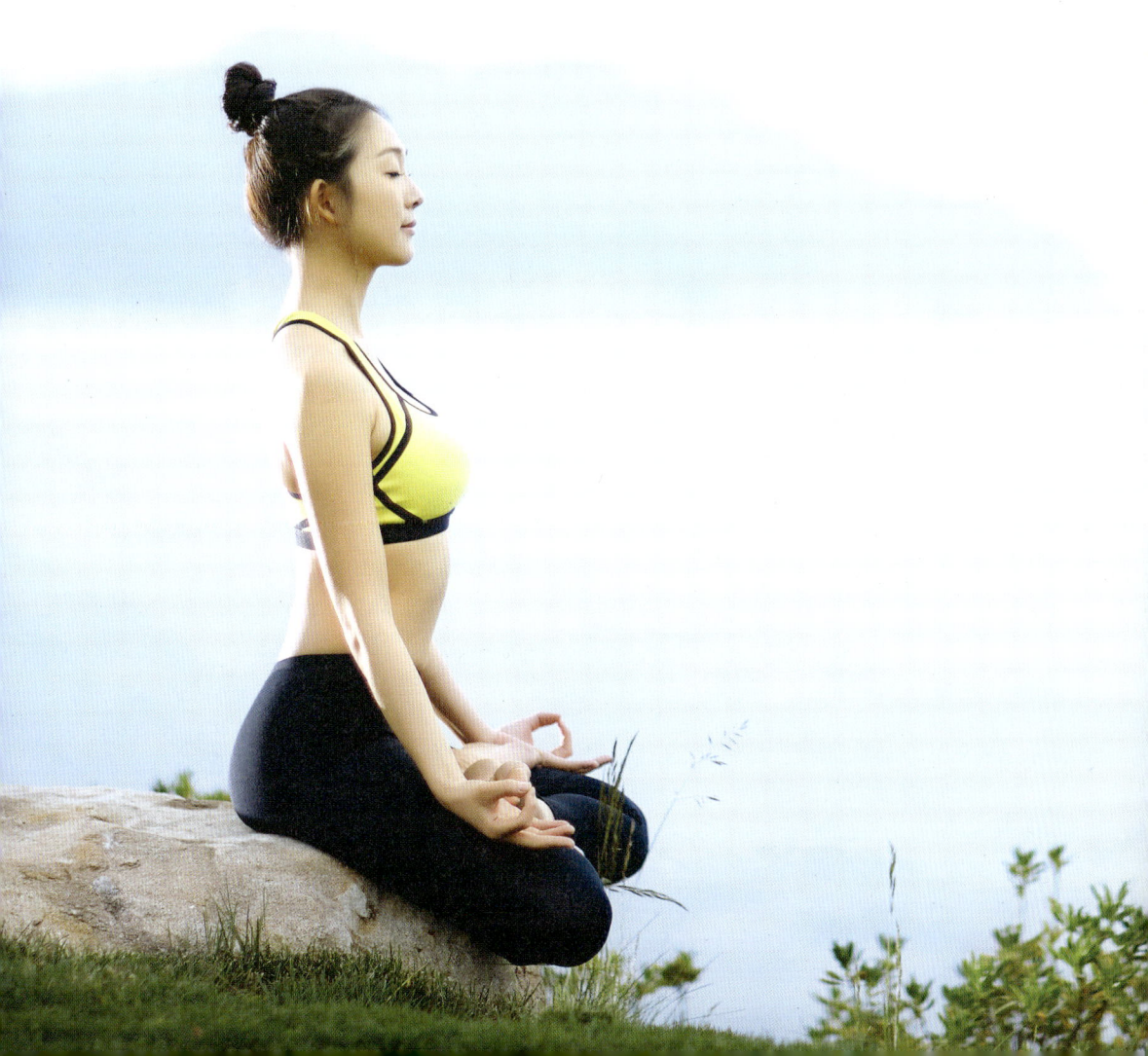

Tip 완전 호흡법

사람마다 가지고 있는 호흡 능력을 완전히 사용하는 것에 초점을 두는 호흡법이다. 호흡과 관련 있는 일부 근육만 사용하는 다른 호흡법과 달리, 호흡과 관련된 모든 근육을 사용한다. 흉강을 모든 방향으로 열어 허파 전체를 움직이게 하고 늑골, 횡격막, 복부의 움직임을 자연스럽게 하여 각각 제자리를 찾아 기능을 다할 수 있게 한다. 초보자는 완전 호흡법을 실행하기가 쉽지 않으므로 꾸준히 수련해야 한다.

How to

1. 바르게 서서 다리를 골반 너비로 벌린다. 가슴 바로 아래(브래지어 가장 아랫부분)를 엄지와 검지로 몸통을 끼운다는 느낌으로 갈비뼈 전체를 감싼다. 이때 팔꿈치는 가볍게 벌리고, 어깨는 긴장을 풀고, 턱은 가볍게 끌어당긴다. 네 개의 손가락은 힘을 풀고 모아준다.

2. 편하게 숨을 내뱉는데 뱉을 수 있는 최대치의 숨을 내뱉는다. 가능하면 완전히 내뱉은 다음 혀끝을 입천장에 댄다. 이렇게 하면 공기가 드나드는 것이 훨씬 수월하며 호흡의 소리, 길이, 깊이를 정확하게 느낄 수 있다.

3. 숨을 천천히 마신다. 늑골과 흉곽이 앞, 뒤, 좌, 우로 조금씩 팽창되는 것을 느끼며, 쇄골뼈까지 공기가 점점 차오르는 것을 느끼며 숨을 들이마신다.

4. 더 이상 마실 수 없을 정도로 공기를 가득 채운 다음 잠시 멈춘다. 이때 항문을 가볍게 조인다(멈추는 숨은 몇 초면 충분하다. 처음부터 너무 많이 멈출 필요는 없다). 조금씩 실행한다.

5. 멈추었던 숨을 아주 조금씩 미세하게 내뱉는다. 팽창했던 흉곽이 수축되는 것을 느끼며, 잡고 있던 손을 가볍게 움직여 마지막 숨까지 모두 뱉어낸다(숨을 내뱉을 때는 최대한 천천히 실행한다. 잘 내뱉으면 마시는 숨은 훨씬 수월하다).

6. 천천히 10회 반복한다. 평소 호흡량이 부족한 경우에는 어지럽고 속이 메슥거릴 수 있다. 갈비뼈 주변에 약간의 통증을 느낄 수도 있지만 연습을 통해 적응기를 거친다. 한 번에 10회씩, 하루 5번에서 10번 정도 틈틈이 실행한다.

Point 반드시 천천히 호흡해야 한다. 호흡을 천천히 하면 몸과 뇌로 들어가는 산소 양이 많아져 신진대사가 원활해지고, 부교감신경을 자극해 긴장과 스트레스를 줄이는 데 도움이 된다.

Lesson 2

긍정의 에너지를 만드는 몰입의 시간
명상

처음 요가를 시작한 초보자들이 가장 먼저 부딪히는 벽이 명상이다. 기업이나 많은 사람을 대상으로 하는 강의에 나가면 요가를 처음 경험하는 사람들이 많다. 그럴 때마다 강의의 시작을 명상으로 한다는 것이 결코 쉽지 않다는 것을 느낀다.

명상을 위해 가만히 눈을 감으라고 하면 몸이 먼저 반응한다. 몸을 움직이지 않고 눈을 감고 있다는 것만으로도 익숙하지 않아 괴로운 것이다. 허리가 굽어지는 사람, 몸을 끊임없이 움직이는 사람, 턱을 과하게 끌어당기는 사람, 실눈을 뜨고 휴대폰을 보는 사람, 눈을 감긴 했지만 표정은 잔뜩 찌푸린 사람 등 잠깐의 시간이지만 다양한 모습을 보게 된다.

사람들이 명상을 지루해하거나 어렵게 생각하는 이유는 평소에 자주 하지 않아서이기도 하지만 뭔가에 집중해야 하는 게 낯설기 때문이기도 하다. 사람들은 명상을 양반다리를 하고 꼼짝도 하지 않은 채 눈을 감고 오로지 뭔가에 집중해야 하는 것으로 생각하는 경향이 있다.

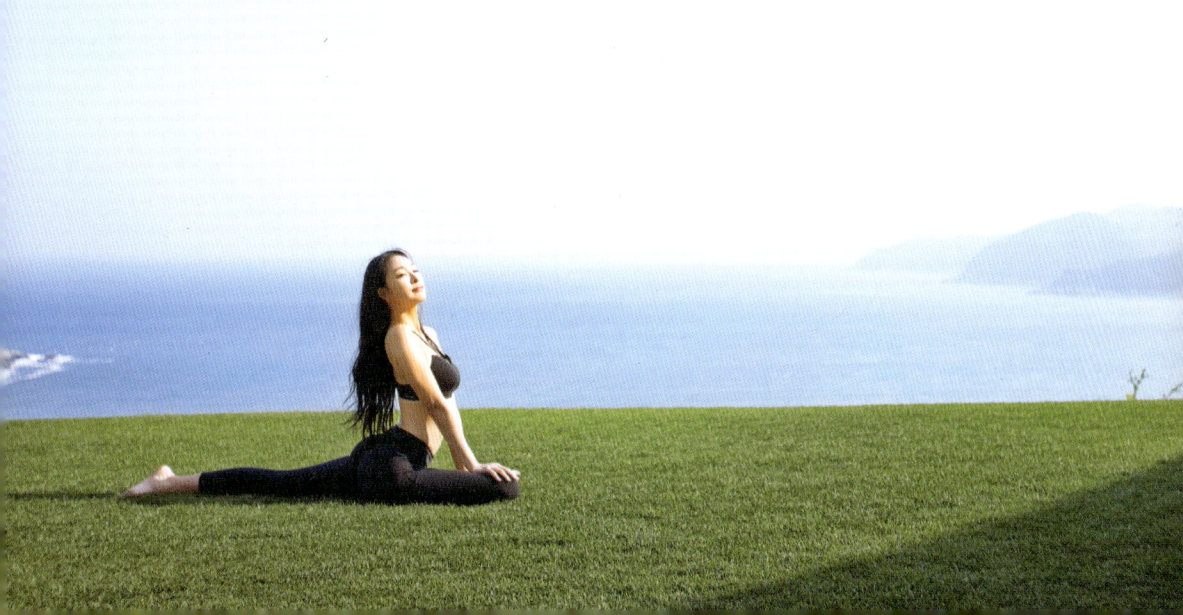

✓ 불안과 우울증을 감소시키며, 기억력과 집중력을 강화한다.

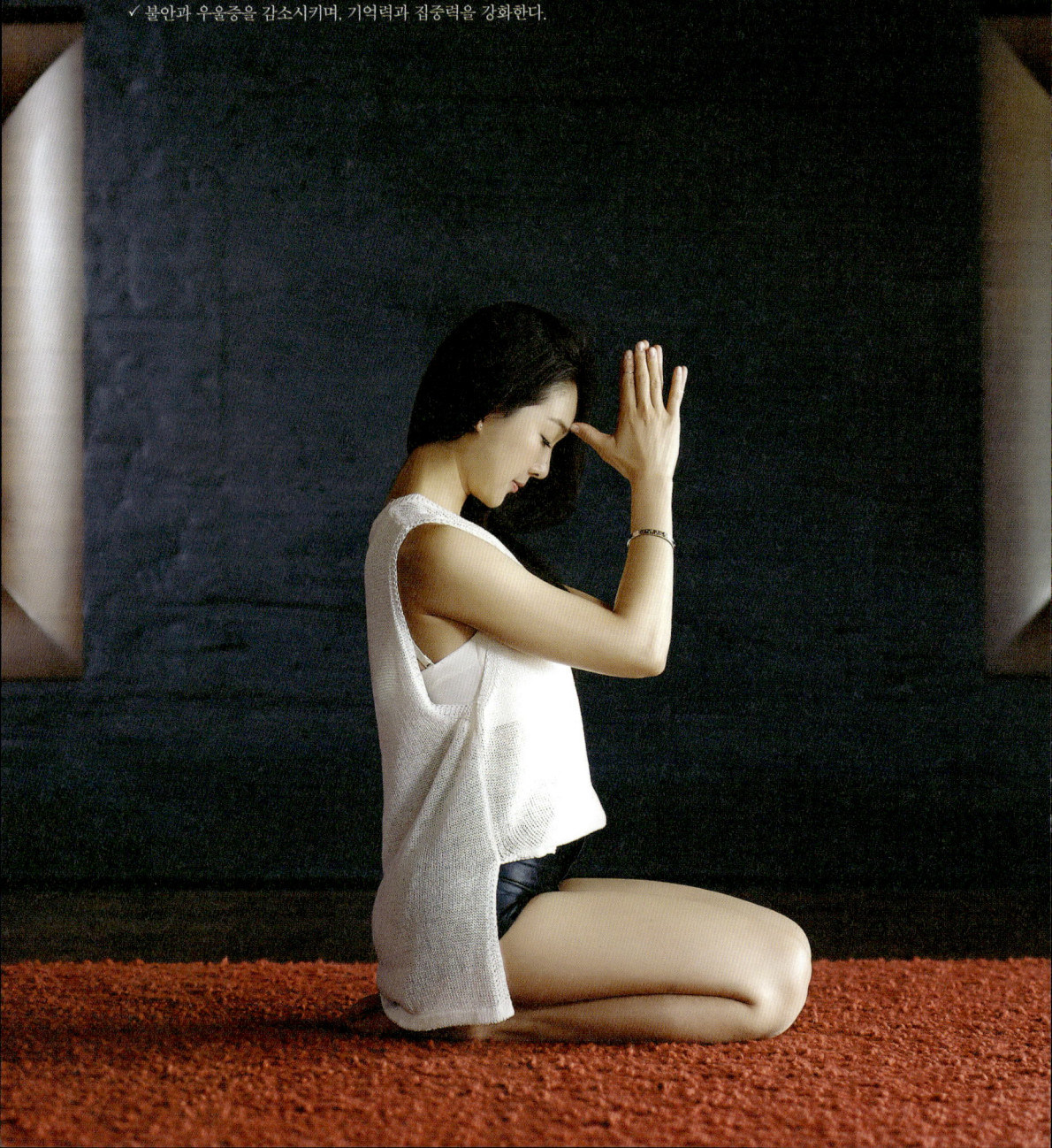

이런 이유로 나는 처음에 강의를 할 때는 명상이라는 단어를 언급하지 않는다. 누가 봐도 명상이지만 말이다. 대신 모두가 귀 기울일 수 있는 음악을 들으면서 자신의 익숙하지 않은 호흡을 관찰하게 함으로써, 스스로 내면과 교감할 수 있는 준비 시간을 가질 수 있도록 한다. 2~3분의 짧은 시간이지만 자연스럽게 명상을 경험하는 것이다.

아무리 명상 시간이 짧고 준비가 제대로 안 된 상태라 해도 명상은 스트레스 지수를 현저히 감소시키는 것으로 알려져 있다. 미국에서는 약 30년 전부터 스트레스와 암, 심혈관계 질환 등을 예방하고 이를 치료하기 위한 보완 치료 요법으로 명상을 활용하고 있다. 실제로 명상을 하면 시작과 동시에 일상생활을 할 때 나타나는 뇌파인 '베타파'의 주파수가 줄고, 잠을 자기 직전의 안정된 상태의 뇌파인 '알파파'의 주파수가 증가한다. 당연히 몸과 마음이 안정되고 차분해질 수밖에 없다.

어느 정도 명상에 익숙해지고 본격적으로 요가를 시작하면, 나는 매 순간을 명상이라고 강조한다. 호흡을 하면서 동작을 하고, 자극을 느끼며 집중하는 모든 것이 명상 그 자체라고 말이다. 명상은 내 몸과 마음을 관찰하고 이해하고 사랑할 수 있는 매우 좋은 방법이다. 틀에 박힌 룰대로 움직이는 것이 아니라 자연스러운 흐름에 따라 실행하다 보면 사람들은 점점 더 내면으로 빠져들게 된다. 부드러워지고 깊어진 호흡, 더욱 편안해진 동작, 자극을 즐길 수 있는 여유 등이 생기면서 자기 자신을 제외한 모든 잡념을 자연스럽게 내려놓게 된다. 오로지 자신만을 위한 유일한 시간이 되는 것이다. 이 모든 것을 즐기며 몰입할 수 있는 이보다 더 만족스러운 시간이 또 있을까.

더욱더 명상이 깊어지면 알파파와 함께 깊이 잠들어 있는 잠재의식이 깨어날 때 나오는 뇌파인 '세타파'의 주파수가 증가한다. 몸과 마음이 온전히 편안해지며, 긍정적인 영향을 온몸으로 받게 된다. 마지막 명상 시간에는 모든 사람이 평온한 에너지를 내뿜게 된다. 스스로의 내면과 진정으로 소통하는 순간이다. 자신이 내뿜은 긍정적인 에너지가 같은 공간 안에 있는 사람들끼리 서로 어우러지고 교감하면서 그 효과가 말할 수 없이 커지는 순간이기도 하다. 요가를 하면서 내가 정말 평화로움을 느끼는 순간이다.

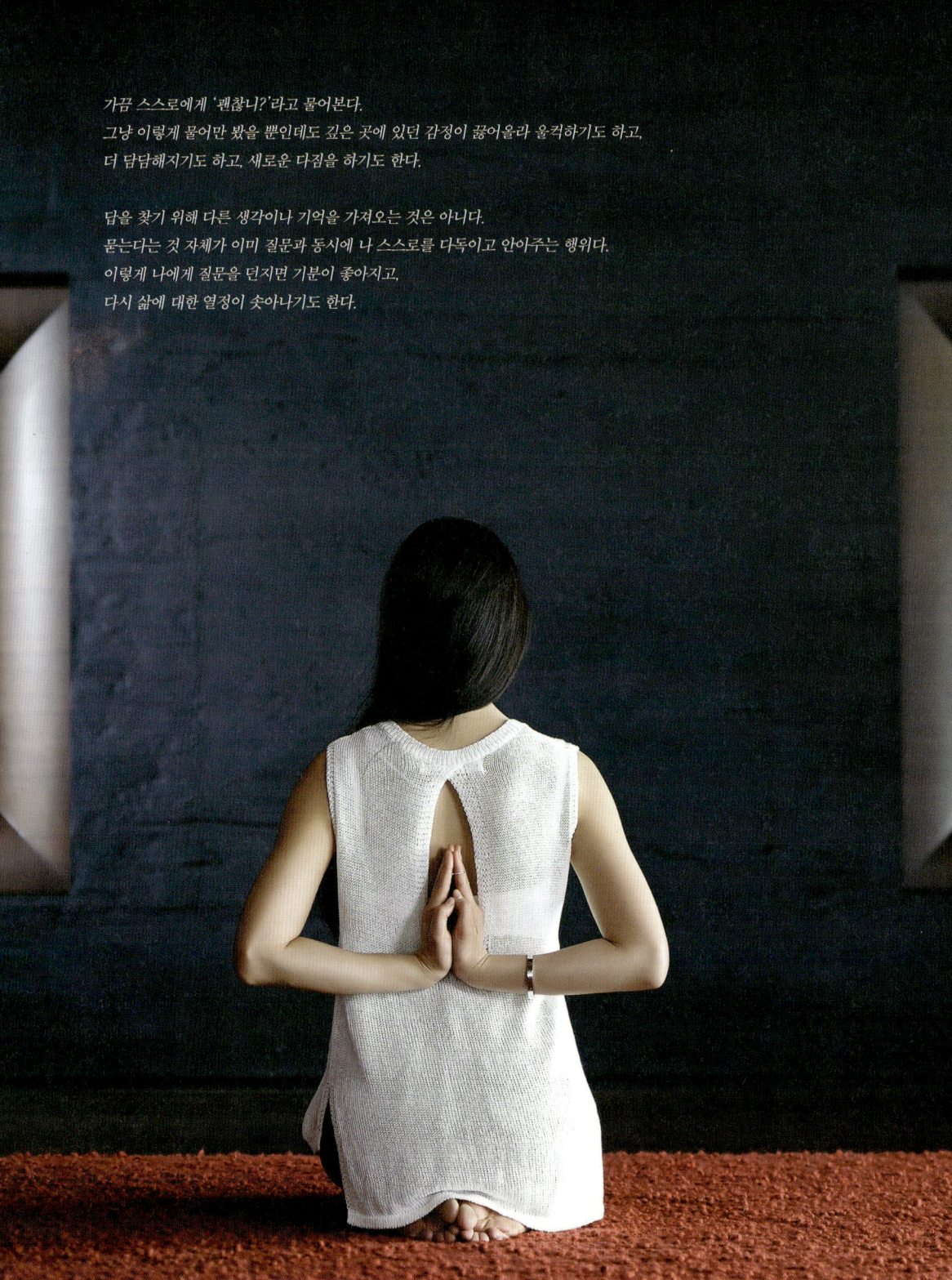

가끔 스스로에게 '괜찮니?'라고 물어본다.
그냥 이렇게 물어만 봤을 뿐인데도 깊은 곳에 있던 감정이 끓어올라 울컥하기도 하고,
더 담담해지기도 하고, 새로운 다짐을 하기도 한다.

답을 찾기 위해 다른 생각이나 기억을 가져오는 것은 아니다.
묻는다는 것 자체가 이미 질문과 동시에 나 스스로를 다독이고 안아주는 행위다.
이렇게 나에게 질문을 던지면 기분이 좋아지고,
다시 삶에 대한 열정이 솟아나기도 한다.

Tip 　일상 속 쉬운 명상법

장소는 어디라도 상관없다. 잠시 머물 수만 있다면 서 있거나 앉아 있거나 누워 있어도 상관없다. 주변을 환기시키고 에센셜 오일을 발향하면 어지러운 에너지를 정리할 수 있다. 에센셜 오일이 없으면 그대로 진행해도 된다.

How to

1. 몸의 긴장을 풀고 천천히 심호흡을 한다. 자신이 좋아하는 음악을 들으면 더 효과적이다. 음악의 종류는 상관없다.

2. 눈을 감고 천천히 집중한다. 눈을 감은 채 아무 생각도 하지 않는다는 것이 결코 쉽지는 않다. 머릿속에 떠오르는 생각을 자연스럽게 흘려버리고, 음악에 집중하면서 부드럽게 호흡을 이어간다. 몸을 부드럽게 움직이면 호흡을 늘리고 집중하는 데 도움이 된다.

3. 점점 호흡의 깊이를 늘려가면서 여유가 있다면 음악에 맞춰 호흡을 시도해보자. 조금씩 명상하는 시간을 늘려간다.

4. 좋아하는 향의 핸드 로션이나 향수를 가볍게 바른다. 호흡을 조금 더 깊게 해본다. 에센셜 오일만큼의 효과는 아니지만 일시적으로 기분이 좋아질 수 있다.

5. 시간에 구애를 받지 않는다. 아주 짧게 여러 번을 해도 좋으며 적응이 되면 점점 늘려 20분까지 해도 좋다.

6. 천천히 눈을 떠보자. 어느새 눈과 머리가 맑아지고 자신을 향한 만족감과 행복감이 조금씩 생겨날 것이다. 이런 여유를 가지게 되었다는 점에 감사하자.

Lesson 3

몸의 모든 곳을 자극하는 순환 운동
동작(아사나)

요가에서는 동작을 '아사나Asana'라고 표현한다. 요가의 수행 8단계 중 3단계에 속하는 것으로 동작의 실질적인 중요성은 신체 훈련을 통해 마음을 수련하는 데 있다. 동작을 통해 비뚤어진 몸을 바로잡고 건강해짐으로써 자연스럽게 마음의 건강까지 얻을 수 있다.

요가 동작은 몸을 다양한 방향으로 움직이도록 구성되어 있어 자연스럽게 전신을 자극하고 이완한다. 전굴 자세(앞으로 숙이는 자세), 후굴 자세(뒤로 젖히는 자세), 측면 자세(옆으로 기울이는 자세), 비틀기 자세(척추를 회전시키는 자세), 균형 잡기 자세 등 몸을 여러 방향으로 움직임으로써 신체의 모든 근육과 신경, 분비선을 자극하고 건강하게 한다. 자연히 각종 질병에 대한 면역력이 강해진다.

요가는 유연성과 근력을 기르는 데도 좋다. 유연성을 키우면 예기치 못한 부상을 예방하고, 관절과 인대가 부드러워지며, 통증이 감소된다. 근력 운동은 몸을 정확하게 지탱하고 잡아줌으로써 더 강하고 탄력 있는 몸으로 만들어준다.

요가가 다른 운동과 가장 다른 점은 머리끝과 발끝을 완전히 뒤집는 동작이 꽤 많다는 것이다. 내가 요가를 좋아하고 사람들에게 적극 추천하는 이유이기도 하다. 중력에 의해 어쩔 수 없이 겪는 척추 관련 질환, 장기와 피부 처짐 등의 노화를 예방하는 데 이만한 운동도 없다. 몸의 방향을 규칙적으로 뒤집어주는 것만으로도 척추 관련 질환을 예방하고, 장기를 제자리로 되돌린다. 또한 피부 처짐을 방지하고 혈액순환을 좋게 하는 효과가 있다. 그 외에도 요가는 민첩성, 균형감각, 통제력, 인내심 등을 기르는 데 도움이 된다.

효과를 극대화하기 위해서는 동작을 정확히 실행하는 것이 중요하다. 그러기 위해서는 자세와 자극에 집중하며 호흡해야 한다. 이때 호흡을 통해 드나드는 몸의 에너지가 빠져나가지 않도록 하는 몸의 에너지 잠금법을 '반다Bandha'라고 한다. 이로 인해 흔히 말하는 스트레칭과 다른 개념이 된다고 할 수 있다.

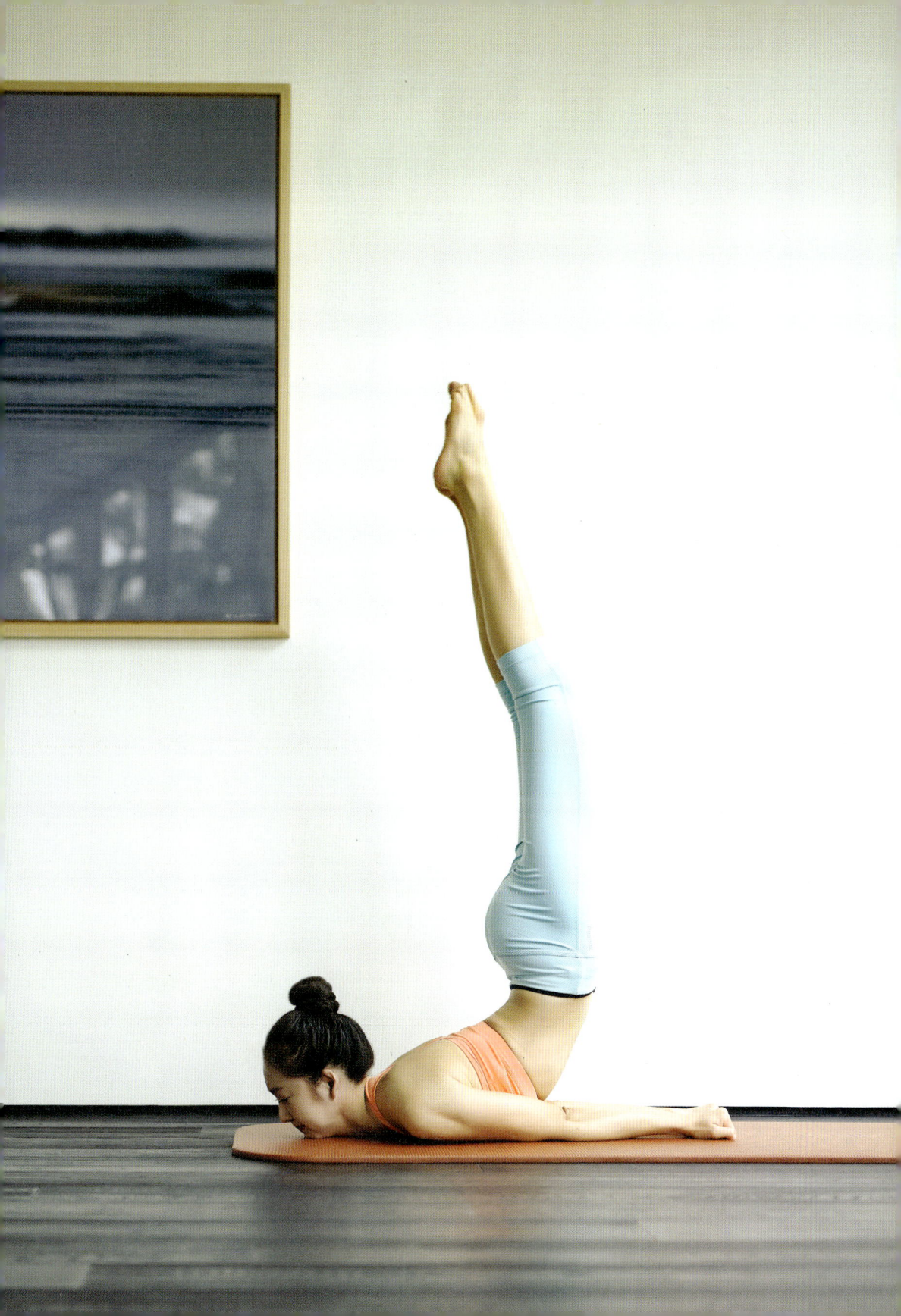

Tip 에너지 잠금법, 반다

반다는 산스크리트어로 잠그거나 붙드는 것을 뜻하며 신체의 한 부분을 수축하고 조절한다는 의미가 있다. 반다는 몸의 에너지 흐름을 원활하게 하고, 분산을 막아주는 역할을 한다. 요가에서 중요한 3가지 반다법을 소개한다.

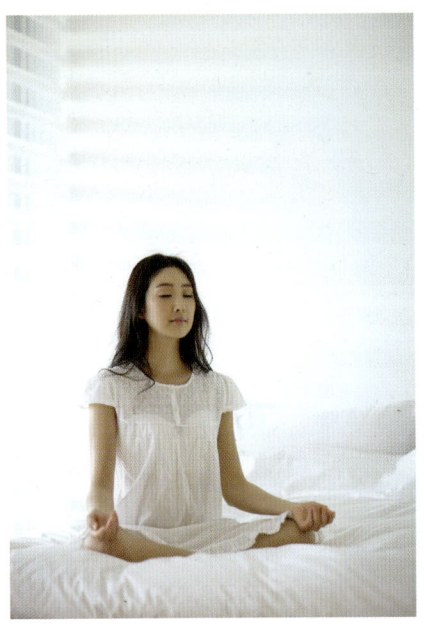

잘란다라 반다 Jalandhara Bandha
'잘란다라'는 '그물, 거미집, 망사'를 뜻한다. 턱을 끌어당겨 목구멍을 잠그는 방법인데, 목과 목구멍이 수축되기 때문에 자세에 따라 호흡을 잘 조절해야 한다. 잘란다라 반다는 특히 사람바 사르반가아사나(어깨로 물구나무 서기)에서 정확하게 실행하고 경험할 수 있다. 머리로 흐르는 혈액과 에너지를 조절해 뇌를 활성화하고, 심장으로 흐르는 혈액을 원활하게 해준다.

우디야나 반다 Uddiyana Bandha
'우디야나'는 '위로 날아오른다'는 뜻이며 복부를 잠그는 것이다. 꼬리뼈를 바닥으로 지그시 누르면서 하복부를 당기고 수축해 복부를 잠근다. 복부를 강화시키고 척추로 흐르는 신경과 에너지의 흐름을 원활하게 해준다. 전통적으로는 횡격막을 흉부까지 들어올리고, 복부 기관을 척추 쪽으로 끌어당기는 방법을 사용한다.

물라 반다 Mula Bandha
'물라'는 '뿌리, 근본'을 뜻하며 회음부를 잠그는 것을 말한다. 가장 기본적인 에너지를 보유하고 있는 곳으로 상징적인 의미가 크다. 물라 반다를 행하면, 위에서 아래로 내려오는 에너지가 이곳에서 합쳐져 다시 위로 흐르는 효과가 있다. 괄약근을 수축하는 방법을 통해 꾸준히 실행해야 숙련될 수 있다.

Point 반다법은 요가 고급 수련자에게도 쉽지 않은 과제로 초보자는 당연히 어려울 수밖에 없다. 처음부터 시도하기보다 먼저 호흡과 동작이 익숙해지도록 연습한 다음 조금씩 천천히 실행해본다.

Lesson 4

지친 몸과 마음에 주는 한 방울의 힘
아로마 오일

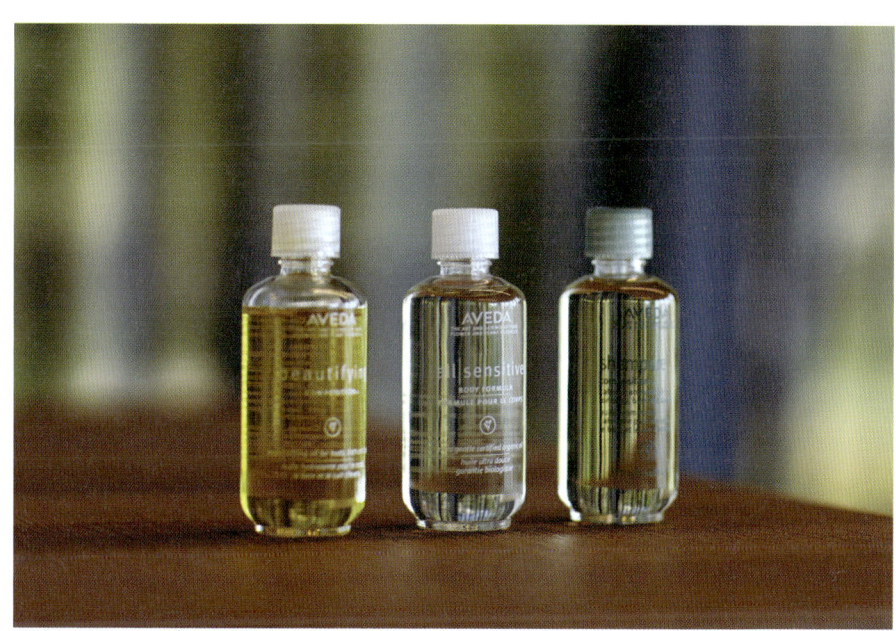

식물성 오일(베이스 오일 = 캐리이 오일)

아로마 오일은 크게 식물성 오일과 에센셜 오일로 나뉜다. 식물성 오일은 가장 기본이 되는 오일로 베이스 오일이라 불린다. 에센셜 오일을 몸에 잘 전달하고 흡수시키는 역할을 해서 캐리어 오일Carrier Oil로 불리기도 한다. 베이스 오일이 되는 식물성 오일은 대부분 식물의 씨앗에서 추출하며 화학적인 반응을 거치지 않는 압착법을 사용하므로 자연 상태와 거의 같다고 생각하면 된다. 씨앗과 견과류 등에서 추출하는 만큼 많은 영양소를 함유하고 있으며, 블렌딩에서 중요한 역할을 한다. 우리가 주로 많이 사용하는 식물성 오일은 다음과 같다.

호호바 오일 JoJoba Oil

작은 키의 다년생 관목으로 씨앗의 50%를 오일로 추출한다. 인간의 피지 구조와 비슷하다는 특징이 있다. 호호바 오일은 황금빛을 띠며 모든 유형의 피부에 적합하고 보습 효과가 뛰어나다. 피부를 부드럽게 해주며, 특히 두피에 사용할 경우 피지 조절 기능이 있어 모발 관리에 도움이 된다. 호호바 오일은 주로 왁스의 형태를 띠며, 보존성이 높고 안전하다.

Effect 모든 피부에 적합하다. 피부를 매끄럽게 해주고 피지 조절, 모발 관리에도 효과가 있다.

선플라워 시드 오일 SunFlower Seed Oil

해바라기씨는 비타민 A·D·E와 무기물을 풍부하게 함유하고 있다. 홍화(잇꽃)씨 오일과 비슷한 특징이 있으며, 질감이 가볍고 가격도 저렴해 마사지 오일로 많이 사용한다. 비교적 무난해서 다른 베이스 오일과 블렌딩하기에도 좋다.

Effect 모든 피부에 적합하다. 피부를 부드럽게 만들고 비타민과 무기질이 풍부하다.

애프리코트 케널 오일 Apricot Kernel Oil

살구씨는 우리나라에서도 오래전부터 피부 미용을 위해 오일, 비누, 가루 형태로 많이 사용되고 있다. 씨앗의 40~50% 정도가 오일로 추출되며 옅은 노란색을 띤다. 스위트 아몬드 오일과 비슷한 특성을 지니는데, 가격이 저렴하면서 모든 피부 타입에 사용할 수 있는 무난한 오일이다. 미네랄과 비타민이 풍부하고 질감이 가벼워 얼굴과 몸에 사용하기에 적합하다.

Effect 건성, 민감성, 노화 피부에 적합하다. 비타민과 미네랄이 풍부하다.

+ Recommend

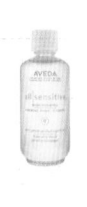

아베다 올 센서티브 바디 포뮬라

유기농 선플라워 시드 오일을 비롯해 잇꽃씨, 달맞이꽃, 콩 오일 등이 들어 있다. 기초 스킨케어를 한 얼굴에 오일을 지그시 눌러 바르거나 샤워 후 물기를 가볍게 닦아내고 몸에 바르면 좋다. 면봉을 이용해 두피에 바르고 스팀타월이나 마사지를 한 다음 샴푸하면 두피 스케일링과 진정 효과도 있다.

그레이프 시드 오일 Grape Seed Oil

포도주를 생산하고 남은 포도씨를 냉압법으로 추출한 오일로 많은 영양분을 함유하고 있다. 모든 피부에 적합하고 질감이 좋으며 피부에 잘 스며든다. 특히 기름기가 많이 남지 않아 지성과 여드름 피부에 좋다. 포도씨 오일은 항산화 작용이 뛰어나 노화 피부, 스트레스로 인해 칙칙하고 피곤해 보이는 피부에 효과적이다. 필수지방산인 리놀레산 Linoleic Acid을 많이 함유하고 있다.

Effect 지성과 여드름 피부에 적합하다. 피부 노화를 방지하고 피부톤을 정화한다.

로즈힙 오일 Rosehip Oil

들장미 씨앗에서 추출한 식물성 오일로 압착법, 솔벤트 Solvent, CO_2 등의 추출법을 사용한다. 가격이 비싼 편이라 다른 오일과 섞어 사용하는 것이 좋으며, 배합하는 비율은 10~20%가 적당하다. 로즈힙 오일의 가장 큰 특징은 필수지방산인 리놀레산이 다량 함유되어 있다는 점이다. 피부 세포 재생에 좋으며, 천연 보습제 역할을 한다. 비타민 A·D·C·E를 다량 함유하고 있어 튼 살과 화상에도 효과가 있다. 임상 실험을 통해 주름과 흉터 감소, 노화 예방 등에도 효과가 있는 것으로 알려져 있다.

Effect 피부 세포 재생과 피부 보습에 좋다. 주름과 흉터를 제거하고 튼 살과 노화 피부를 개선한다.

이브닝 프림로즈 오일 Evening Primrose Oil

달맞이꽃 오일로 불포화지방산인 리놀레산이 풍부하고 감마리놀레산(GLA Gamma Linoleic Acid)이 15% 정도 들어 있다. 가격이 비싼 편이라 다른 오일과 섞어 사용해도 좋으며, 단독으로 사용해도 무방하다. 특히 아토피, 건선, 습진 피부에 좋으며 노화, 여드름, 염증 피부에 효과적이다. 생리전증후군, 관절염, 고혈압, 콜레스테롤 감소에 대한 효과가 입증되어 캡슐 타입의 건강기능식품으로도 많이 이용된다.

Warning 이브닝 프림로즈 오일은 잘 산화된다는 특징이 있다. 일반적으로 6개월 정도 사용이 가능하지만 빛과 열에 민감하기 때문에 냉장 보관한다. 좀 더 보존 기간을 늘리려면 비타민E를 첨가하면 된다.

Effect 습진, 건선, 아토피, 염증, 여드름 피부를 개선한다.

에센셜 오일

광합성으로 태양 에너지를 흡수하는 식물은 필요한 영양분을 직접 만들어 사용한다. 생존을 위해 만들어진 필수 영양분은 꽃, 잎, 줄기, 뿌리, 열매, 씨앗, 껍질 등에 고루 분포되는데 이를 다양한 추출법으로 얻은 물질을 에센셜 오일이라고 한다. 에센셜 오일은 분자 크기가 작아 쉽게 휘발되는 특성이 있다. 이는 우리가 향을 잘 느낄 수 있는 이유인 동시에 향기 치료가 가능한 특성이기도 하다. 다양한 약리적인 특성을 가진 식물에서 채취한 에센셜 오일은 향기뿐 아니라 수많은 직간접적인 효과와 효능을 가지고 있다.

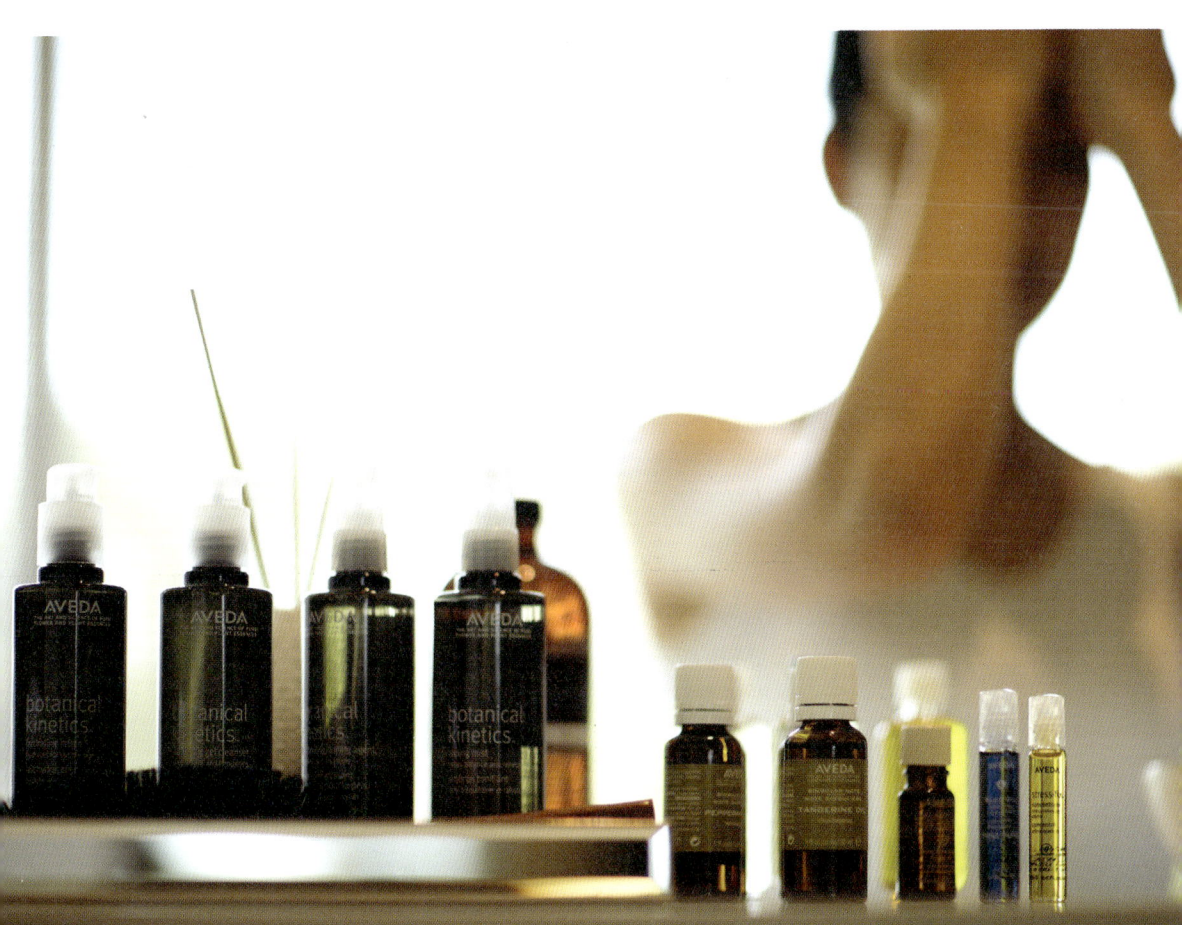

Tip   오일을 희석하는 방법

에센셜 오일을 희석하지 않은 상태로 피부에 바르면 자극을 일으키기 쉽다. 따라서 반드시 식물성 오일을 섞어 사용해야 한다. 에센셜 오일의 일반적인 권장량은 성인 기준으로 얼굴 사용 시 1%, 두피 사용 시 2%, 몸에 사용 시 3%이다. 에센셜 오일은 식물에서 추출한 고농축의 호르몬과 같으므로 소량만 사용하는 것을 원칙으로 한다. 단 몇 방울만 사용해도 충분한 효과를 낼 수 있으니 용량을 초과해 사용하지 않는다.

How to

1. 식물성 오일 고르기
오일이 피부에 잘 흡수되어 효과를 보기 위해서는 자신의 피부 타입에 맞는 오일을 선택하는 것이 중요하다. 각 증상별 테라피 레시피에 나와 있는 식물성 오일의 종류와 정보를 참고하자. 레시피에 나와 있는 대로 똑같이 하지 않아도 된다. 개인의 취향에 따라 오일의 종류를 한 가지나 두 가지 이상 선택해서 블렌딩해도 상관없다.

2. 에센셜 오일 고르기
에센셜 오일은 그 종류만 해도 수십 가지나 된다. 그중 이 책에 소개한 에센셜 오일은 일반적으로 사용하는 안전성이 입증된 것들이지만, 오일의 특성에 따라 주의 사항이 있으니 참고하자. 피부에 바르는 용도가 아니라 발향이나 흡입의 용도로 소개한 오일도 있다.

3. 희석하기

식물성 오일	희석률	에센셜 오일
10㎖	1%	2방울
30㎖	1%	6방울
10㎖	2%	4방울
30㎖	2%	12방울 (아베다 싱귤러 노트 18방울)

이 표를 기준으로 희석한다. 이 책에서는 안전을 위해 기준보다 조금 더 낮게 희석한 오일도 있다. 희석할 때 에센셜 오일이 피부에 직접 닿지 않도록 주의한다.

Warning   · 피부에 직접 닿지 않도록 하며 절대 복용하지 않는다 · 기준 사용량을 초과하지 않으며 같은 오일을 너무 오랜 기간 사용하지 않는다 · 어린이, 노약자, 민감성 피부는 0.5~1% 이하로 희석하며, 식물성 오일만 사용해도 좋다 · 자극 증상이 일어날 경우, 그 부위에 식물성 오일을 바른다 · 에센셜 오일은 건조하고 서늘하며 어두운 곳에 보관해야 열과 빛으로부터 보호할 수 있다. 플라스틱 병보다는 갈색 유리병에 보관하는 것이 좋다 · 어린이의 손이 닿지 않도록 주의한다 · 에센셜 오일의 사용 기한은 잘 보관했을 경우 4년 정도며, 감귤과 오일은 2년 미만이다

Recommend

아베다 에센셜 오일(싱귤러 노트)

로즈 앱솔루트
불가리아 유기농 아로마로 만든 오일로 깊고 풍부한 장미 향이 난다. 민감하고 건조한 피부에 좋으며 붉은기를 제거한다. 욕조에 물을 받아 떨어뜨려 사용하거나 향수 대용으로 사용해도 좋다.

라벤더
마음을 진정시키고 숙면을 도와준다. 뾰루지가 났거나 벌레에 물렸을 때 바르면 피부가 진정되는 효과가 있다.

베르가못
희석해 사용하면 피부 가려움을 진정시키는 효과가 있다. 여드름과 지성, 뾰루지 피부에 좋으며 비타민C가 풍부해 잡티 완화에도 효과적이다.

티트리
지성과 뾰루지, 여드름 피부를 정화시킨다. 두피 건조에서 비롯된 비듬 관리에도 효과적이다.

탠저린
상큼한 시트러스 향으로 비타민C가 풍부하게 들어 있어 여드름 자국의 재생 및 잡티 완화에 도움을 준다. 우울할 때 사용해도 좋다.

페퍼민트
중성과 건성 피부에 적합하며 두통, 목감기, 근육통, 치통 등에 효과적이다. 피부를 정화시키고 활력을 주는 작용을 한다. 숙취 시 욕조의 물에 넣어 입욕하면 정신을 맑게 해준다.

유칼립투스
근육의 긴장을 풀어주고 쿨링 효과가 있어 근육통을 완화하는 마사지에 많이 사용된다. 지성 피부와 여드름, 뾰루지 피부에도 좋다.

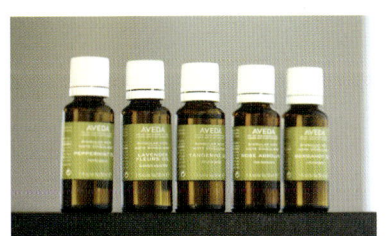

How to   아베다 에센셜 오일은 희석이 되어 있어 별도로 희석할 필요가 없다. 소량을 얼굴이나 몸에 바르거나 입욕 시 20-25방울을 떨어뜨려 사용한다. 베개나 이불에 한두 방울 떨어뜨리면 숙면에 도움이 되고, 스팀타월에 오일을 한두 방울 떨어뜨려 흡입하거나 몸을 닦아내면 리프레시된다. 다른 제품과 블렌딩해서 사용해도 좋으며 여름에는 땀냄새 등 다양한 체취 예방에 좋다.

Lesson 5

요가 전 몸과 마음을 열어주는 온기
허브티

다양한 향과 약리 효과가 있는 허브는 많은 용도로 사용되고 있다. 음식에 넣어 맛과 향을 내고, 차로 마시기도 하고, 에센셜 오일로도 활용된다. 얼굴과 보디 제품, 향수의 원료, 입욕제 등 뷰티 산업에서 허브의 존재는 매우 중요하다.

그 종류만 해도 수백여 가지에 달하는 허브는 특유의 향과 함께 다양한 약리 작용을 한다. 건강을 위해 가장 쉽게 허브를 이용할 수 있는 방법은 차로 우려 마시는 것이다. 시중에 제품으로 나와있는 허브티를 마시는 것은 쉽지만, 허브티를 만들기 위해서는 허브 채취부터 발효까지 복잡한 과정을 거쳐야 한다. 가장 간단하면서도 효과적으로 허브의 약리적 효과를 얻을 수 있는 허브티. 허브의 다양한 성분을 손쉽게 섭취하고 특유의 향으로 심신이 편안해지는 즐거움도 누릴 수 있다.

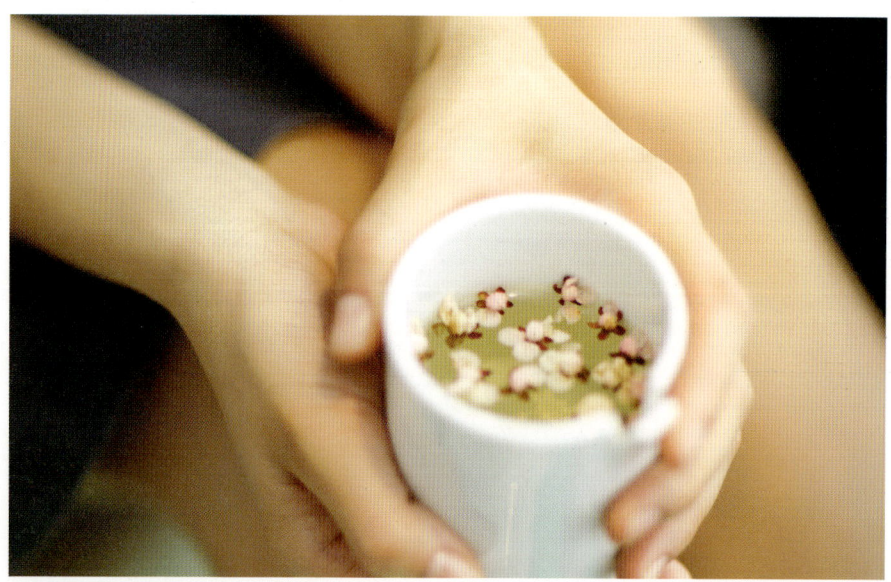

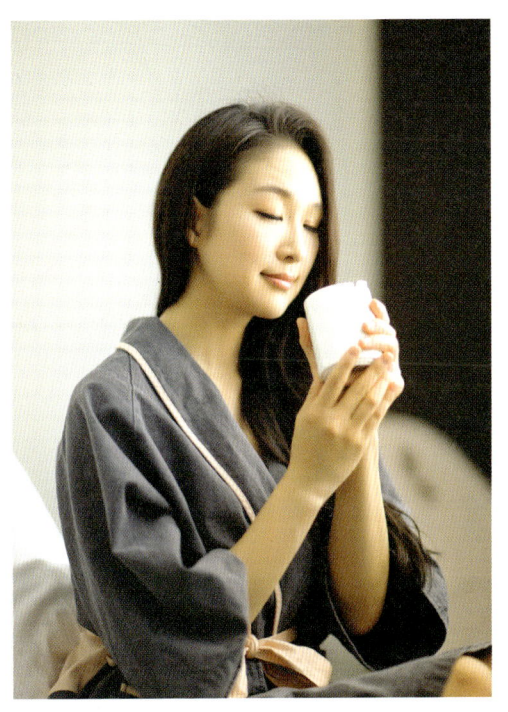

한 가지 재미있는 사실은 아로마 테라피에 사용되는 허브는 같은 허브라 해도 티로 마실 때와 오일로 사용했을 때의 효능이 비슷한듯 다르다는 것이다. 예를 들어 저먼 캐모마일을 차로 마실 때는 수용성 성분을 섭취하게 되어서 불면증, 긴장, 소화계 등에 효과적이다. 하지만 에센셜 오일로 추출된 저먼 캐모마일은 지용성 형태로 몸에 적용되고 여기에 함유된 카마줄렌Chamazulene 성분이 항염 작용을 하게 된다. 이는 추출법이 다르기 때문인데, 저먼 캐모마일의 카마줄렌 성분은 물에는 녹지 않는 특성이 있다. 허브티와 아로마 테라피는 이처럼 비슷하면서 다른 효능이 있어 함께 사용하면 다양한 시너지 효과를 불러올 수 있다.

이 책에서는 30여 종의 허브티를 소개한다. 요가 동작을 실행하기 전 허브티를 마시면서 향을 천천히 음미하고 몸으로 받아들여 보자. 몸과 마음을 긍정적으로 열고 이완시켜 동작을 편안히 시작할 수 있도록 도와준다.

Lesson 6

규칙적인 생체리듬을 만드는 명상 메이트
음악

　미국과 영국의 음악치료사들은 음악을 들으면 누군가 자신에게 말을 걸고 자신을 이해해준다고 느끼며 가장 내적인 감정을 자유롭게 표현할 수 있다고 말한다. 음악은 우리 몸을 자극해 정신과 감정의 흐름에 긍정적인 영향을 준다는 면에서 명상이 주는 효과와 비슷하다. 그래서 이 두 가지를 함께하면 더 큰 시너지 효과가 난다.

　명상을 할 때 음악을 트는 것은 주변을 환기시키고 정화시킨다는 의미가 있다. 현대인들의 불규칙한 생체리듬과 템포를 규칙적이고 느리게 만들어 마음을 편안하게 해주는 역할을 한다. 가끔 매트가 아닌 의자에서 명상과 가벼운 움직임으로 구성된 강의를 할 때가 있다. 그럴 경우 매트에서 하는 명상과는 또 다르기 때문에 음악 선곡에 좀 더 신중해진다. 주로 클래식을 선호하는데, 선율이 부드럽고 느린 음악은 부교감신경을 자극하고 긴장을 이완시켜 호흡을 자연스럽게 하는 효과가 있기 때문이다.

　요가 음악은 자신의 몸 상태나 상황에 맞게 선택하면 된다. 하지만 지금 가장 듣고 싶은 음악은 감정에 따라 변하므로 지금 듣고 싶은 음악으로 선정하면 된다. 평소 즐겨 듣거나 좋은 기억을 떠올리게 하는 곡도 좋다. 좋아하는 음악은 나의 몸과 마음에 딱 맞는 진통제와 같다.

　나는 스트레스를 받으면 처음에는 정신없고 시끄러운 음악을 듣고, 그 다음에 조용한 클래식이나 부드러운 선율의 재즈곡을 듣는다. 강한 음악으로 현재 나의 감정을 표출하고 나서 부드러운 음악을 듣게 되면 위로 받는 느낌이 들기 때문이다. 옆 페이지에 내가 요가를 할 때 선호하는 음악을 추천하지만, 어디까지나 참고만 하길 바란다. 자신이 좋아하고 행복하다고 느끼는 음악이 베스트 선곡이라는 것을 기억하자.

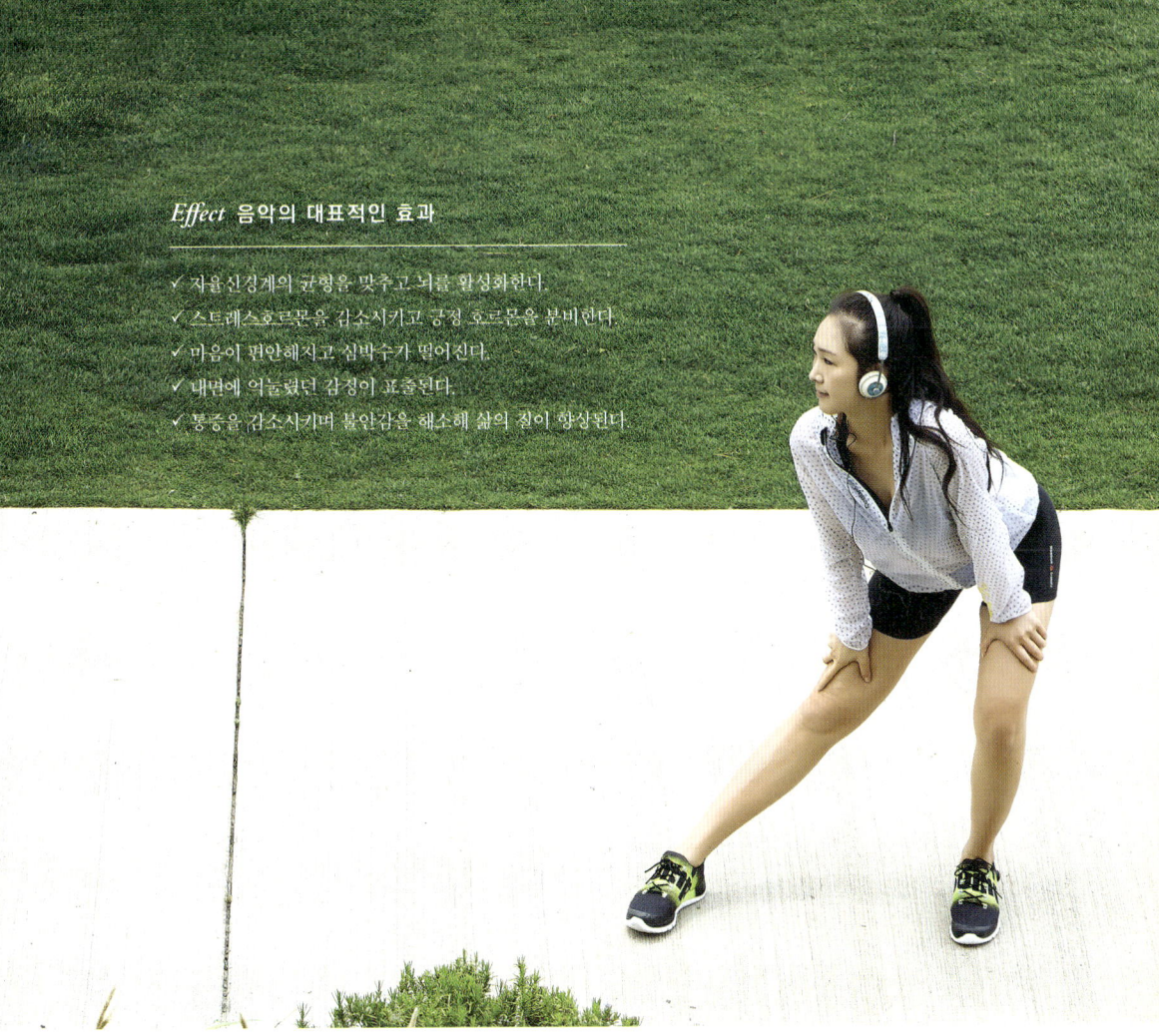

Effect 음악의 대표적인 효과

✓ 자율신경계의 균형을 맞추고 뇌를 활성화한다.
✓ 스트레스호르몬을 감소시키고 긍정 호르몬을 분비한다.
✓ 마음이 편안해지고 심박수가 떨어진다.
✓ 내면에 억눌렸던 감정이 표출된다.
✓ 통증을 감소시키며 불안감을 해소해 삶의 질이 향상된다.

Tip. *Da Eun's Yoga Music*

첫날처럼 Comme au Premier Jour - 앙드레 가뇽 Andre Gagnon
보칼리제 Vocalise - 세르게이 라흐마니노프 Sergei Rachmaninov
레인보우 브리지 Rainbow Bridge - 스티브 바라캇 Steve Barakatt
우아한 소녀의 춤 Danza de la Moza Donosa - 알베르토 히나스테라 Alberto Ginastera
짐노페디 Gymnopedie - 에릭 사티 Erik Satie
베네치아의 뱃노래 Venetianisches Gondellied - 펠릭스 멘델스존 Felix Mendelssohn
트로이메라이 Traumerei - 로베르트 알렉산더 슈만 Robert Alexander Schumann

Lesson 7

우리 몸에 존재하는 일곱 개의 에너지
차크라

인간의 몸은 밖으로 보이는 구조 말고도 보이지 않는 미세한 에너지의 흐름으로 구성된 에너지체 Energy Body를 가지고 있다. 이 에너지체가 지니는 특정한 일곱 개의 교차점을 차크라 Chakra라고 한다. 차크라는 '바퀴', '원형'을 뜻하는데 실제 기의 흐름을 보면 특정 부위에서 바퀴처럼 흐르는 형태를 띤다. 일곱 개의 차크라는 각기 다른 특성과 기능을 가지고 있으며 이들이 잘 조화를 이뤄야만 에너지가 균형을 이룬다.

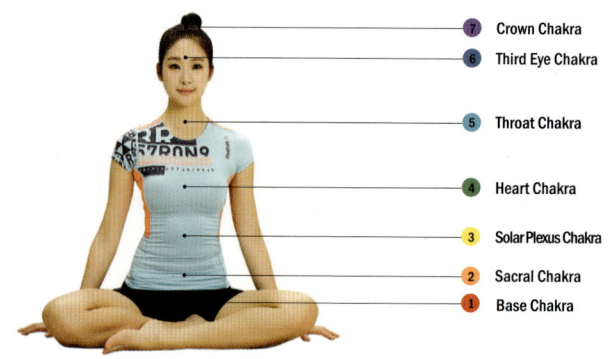

① 베이스 차크라 Base Chakra / Red
물라다라 차크라 Muladhara Chakra라고도 한다. '뿌리', '지지'를 뜻하는데 가장 기본적이고, 원초적인 에너지를 다루는 곳으로 붉은색으로 표현된다. 항문과 생식기 사이에 위치하며 삶의 열정과 힘을 낼 수 있는 근원으로, 흔들리지 않고 중심을 잡아 지탱할 수 있도록 도와준다. 물라다라 차크라가 조화롭지 못하면 목표를 달성하기 어렵고, 마음이 쉽게 흔들리고, 우유부단하며 무기력해질 수 있다.
에센셜 오일 미르, 파촐리, 베티버, 프랑킨센스

② 새크럴 차크라 Sacral Chakra / Orange
스바디스타나 차크라 Svadhisthana Chakra라고도 하며 '달콤함'을 뜻한다. 성적인 에너지와 창조 에너지를 다루는 곳으로 오렌지로 표현된다. 배꼽과 생식기 사이에 위치하며 생식기관과 기능, 새로운 생명이 창조되기 위한 남녀의 성적 충동, 사랑을 위한 에너지를 보유하는 곳이다. 스바디스타나 차크라가 조화롭지 못하면 왜곡된 성적 충돌이 일어나고, 감정적으로 불안함을 느낀다. 또한 불감증이나 생식기와 관련해 이상 반응이 올 수도 있다.
에센셜 오일 재스민, 로즈, 샌들우드, 오렌지, 제라늄

3 솔라 플렉서스 차크라 Solar Plexus Chakra / Yellow
마니푸라 차크라 Manipura Chakra. '윤기 나는 보석'을 뜻하며 소화와 정화와 관련한 주요 기관에 에너지를 전달하는 역할을 한다. 배꼽과 흉골 사이에 위치하는데 마니푸라 차크라의 중요한 역할은 보다 낮은 차크라들의 깊은 욕망, 감정을 잘 소화하고 정화시켜 보다 높은 차크라들에 잘 연결되도록 하는 것이다. 마니푸라 차크라가 조화롭지 못하면 낮은 자아 존중감을 보이고, 공격성과 과민 반응을 나타내며 위궤양이나 피로감, 복부 비만, 췌장 이상 반응이 올 수 있다.
에센셜 오일 주니퍼베리, 베티버, 라벤더, 레몬, 퍼

4 하트 차크라 Heart Chakra / Green
아나하타 차크라 Anahata Chakra. '두 개의 사물이 부딪히지 않고 나는 소리'를 뜻하는데 사랑과 용서, 배려에 관여하며 초록색으로 표현된다. 가슴 중앙에 위치하며 아나하타 차크라는 보다 낮은 세 개의 육체, 감정과 관련한 차크라들과 보다 높은 세 개의 정신, 영적인 차크라들을 연결하는 역할을 한다. 아나하타 차크라가 조화롭지 못하면 우울함, 외로움, 두려움을 잘 느끼고 상처를 잘 받는다. 육체적으로는 호흡이 얕아지고 고혈압이나 심장 질환이 올 수 있다.
에센셜 오일 로즈, 베르가못, 일랑일랑, 네롤리, 만다린, 샌들우드

5 스롯 차크라 Throat Chakra / Blue
비슈다 치그리 Vishuddha Chakra. '정화'를 뜻하며 인간의 표현, 대화, 목소리를 통한 창조 에너지에 관여하며 파란색으로 표현된다. 목구멍 앞쪽에 위치하며 감정을 비롯한 모든 것의 정화가 일어나는 곳이다. 의사소통과 연결되어 모든 차크라를 외부 세계와 원활하게 소통하도록 해준다. 비슈다 차크라가 조화롭지 못하면 자신의 생각, 감정, 욕구를 자유롭게 표현하지 못한다. 육체적으로는 인후염이나 목의 통증, 갑상샘과 관련한 이상 증상이 생길 수 있다.
에센셜 오일 저먼 캐모마일, 로먼 캐모마일, 자몽, 로즈마리

6 서드 아이 차크라 Third Eye Chakra / Indigo
아즈나 차크라 Ajna Chakra로 불린다. '알아차리기', '알다'를 뜻하며 '깨달음'의 의미를 가지고 있다. '세 번째 눈'인 양 미간 사이에 위치해 모든 것을 보고 이해하는 에너지를 불어넣는다. 진실을 볼 수 있는 내적인 통찰력을 길러준다. 아즈나 차크라가 조화롭지 못하면 두통과 시력 장애를 겪고, 악몽이나 환각에 시달릴 수 있다.
에센셜 오일 주니퍼베리, 에버래스팅, 로즈마리, 타임, 바질, 제라늄, 오렌지

7 크라운 차크라 Crown Chakra / Purple
사하스라라 차크라 Sahasrara Chakra로 불린다. '천 배'를 뜻하며 자아 실현, 소망 달성과 연결된다. 머리끝 정수리 백회에 위치해 모든 차크라 중에서 가장 높은 곳에 위치한다. 사하스라라 차크라는 우리의 신체, 마음, 영혼의 균형이 생겨나야만 완성될 수 있는데, 이는 자기 존재에 대한 의미와 삶의 궁극적인 목적을 깨닫도록 해준다. 사하스라라 차크라가 조화롭지 못하면 심신의 기능이 분리되고 우울함과 만성피로가 생기며 알츠하이머를 앓기도 한다.
에센셜 오일 라벤더, 프랑킨센스, 로즈우드, 샌들우드, 미르

+ Recommend

아베다 차크라 밸런싱 바디 미스트

아유르베다 차크라 밸런싱 전통에 기초하여 만들어진 7개의 아베다 차크라. 요가와 명상 시 얼굴을 제외한 몸에 뿌리면 집중력을 향상시키고 심신의 균형을 잡는 데 도움이 된다.

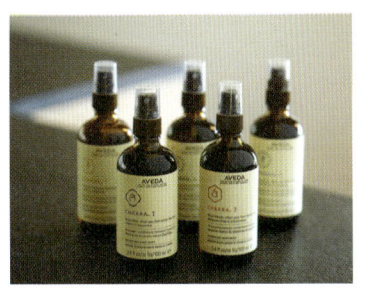

Therapy Item

수련에 필요한 준비물과 주의할 점

매트 자신에게 맞는 두께와 좋아하는 컬러를 선택한다. 가볍고 미끄럽지 않은 것이 좋다. 매트가 없다면 두께가 얇은 담요를 임시로 사용해도 된다.

수건 수련 시 땀을 닦는 용도지만 유연성이 부족한 초보자는 동작을 할 때 많은 도움이 되는 도구로 활용할 수 있다. 중급이나 고급 수련자도 수건을 이용하면 좀 더 섬세하게 근육을 자극할 수 있다.

의상 몸에 딱 맞는 옷을 입는다. 헐렁한 옷을 입을 때보다 몸을 움직이기 편하고, 몸이 비뚤어지거나 잘못된 자세를 알아차리기 쉽다.

물 최소 1리터의 물을 준비해 수시로 마시면 좋다.

장소 어디든 상관없다. 매트를 깔 수 있고 조용하고 환기가 잘되는 곳이면 좋다.

음식 수련하는 동안 호흡과 함께 장기의 움직임이 활발해지기 때문에 수련 전에는 공복 상태를 유지하는 것이 좋다. 따뜻하게 우린 차를 한 잔 정도 마시고 요가를 하는 동안은 생수를 마신다. 요가 수련이 끝나고 나서도 곧바로 식사를 하지 말고, 간단한 과일이나 견과류 등을 먹는 것을 추천한다. 곧바로 많은 양의 음식을 먹으면 활발하게 마사지되고 수축된 장기에 부담이 된다.

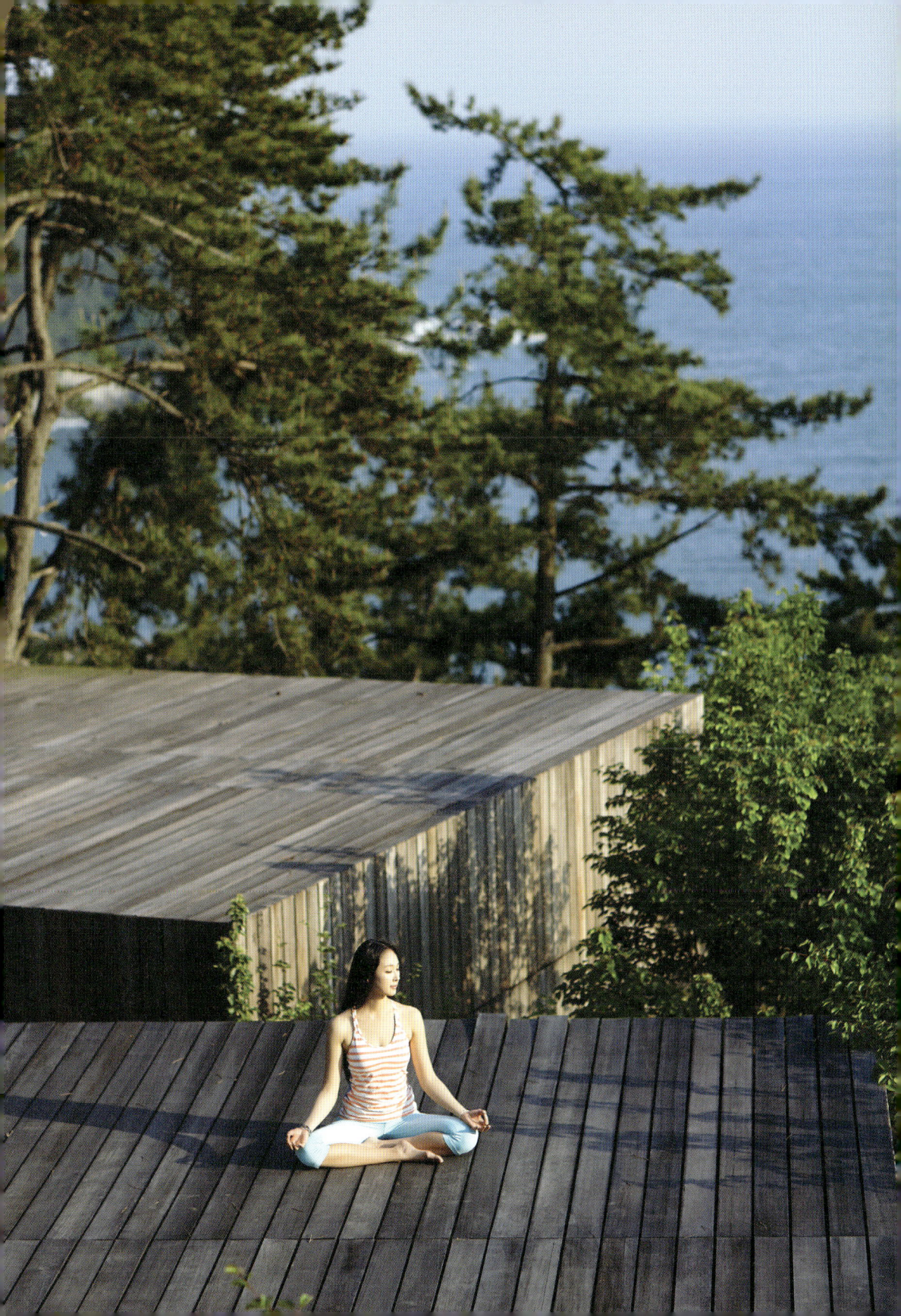

Chapter 2

BODY

몸이 가벼워지는 요가 테라피

Intro

몸이 보내는 신호

요가를 한다고 하면 누구보다 건강할 거라고 생각하지만, 나에게는 지병이 있다. 처음 지병이 나타난 것은 20대 초반이었다. 친구와 통화를 하다 너무 화가 나서 소리를 질렀는데, 그때부터 빨리 뛴 심장이 진정이 되지 않아 새벽에 응급실로 실려갔다. 보통 사람의 맥박은 1분에 70~80회를 뛰는 게 정상인데, 그때 나는 200회가 넘어서 응급실에서도 놀랄 정도였다. 링거를 맞고 나서도 맥박이 정상으로 돌아오지 않아 다음 날 한의원에서 침을 맞고 청심환까지 먹고 나서야 겨우 정상으로 돌아왔다.

그때 이후로 가끔씩 심장이 빨리 뛰곤 하는데, 그럴 때마다 온몸의 피가 쫙 빠지는 듯한 느낌이 들며 속이 메스껍고 심장이 답답해 죽을 것 같았다. 한동안 심장 질환과 관련해 모든 검진을 했지만 병명을 알 수가 없었다.

그러다 10여 년이 지난 2014년, 미스코리아 포켓볼 대회가 있어 잘하지도 못하는 포켓볼에 푹 빠져 지냈다. 매일 연습을 하던 어느 날, 또 심장이 빨리 뛰기 시작했다. 바로 병원으로 갔는데 그때 나에게 선천적인 부정맥이 있다는 것을 알게 되었다. 심장으로 연결되는 혈관에 샛길이 하나 더 있어 스트레스를 과하게 받거나 컨디션 조절이 안 되면 심장이 엄청나게 빨리 뛰었던 것이다. 정확한 병명은 '발작성 상심실성 빈 맥'이었다. 병원에서는 수술을 하면 금방 치료가 된다며 수술을 권했지만, 재발 가능성도 있어 고민 끝에 스스로 컨디션과 스트레스를 조절해 증상을 없애는 쪽으로 마음을 먹었다.

정확한 병명을 알게 될 때까지 요가와 아로마 테라피를 하지 않았으면 어떻게 됐을까라는 생각을 많이 했다. 실제로 불면증이 있는 지인을 3년 정도 규칙적으로 케어해준 적이 있는

데 케어를 하는 동안에는 나 역시 비정상적인 심장 맥박이 거의 나타나지 않았다. 매일 요가와 다양한 에센셜 오일을 사용하면서 어느 순간 증상이 사라졌던 것이다. 직접 효과를 경험한 이후부터 아로마 테라피를 완전히 신뢰하고 더욱 사랑하게 되었다. 선천적인 부정맥이라 완전히 치유하기는 어렵지만 요가와 아로마 테라피는 내 생명의 은인과 다름없다.

요즘도 가끔 컨디션 조절을 못하거나 스트레스를 과하게 받으면 심장이 시리거나 약하면서 빠르게 뛰기도 한다. 그러고 보면 마음과 육체는 정말 떼려야 뗄 수 없는 관계인 것 같다. 실제로 많은 사람이 마음의 병이 원인이 되어 몸까지 아프고 고통을 받는다. 긍정적이고 밝은 마음을 가지는 것이 정말 중요하다.

누구나 몸이 보내는 이상 신호를 느낄 때가 있다. 그럴 때 아무리 작은 증상이라도 간과해서는 안 된다. 좀 과하다 싶을 정도로 자신의 상태에 대해 예민하게 돌아보고 피로와 스트레스는 그때그때 풀어줘야만 큰 병을 만들지 않을 수 있다. 나는 구체적인 병명을 알고 나서는 좀 더 내 자신에게 신경을 많이 쓰게 되었다. 스트레스 관리는 물론, 꾸준히 운동을 하고, 요가 수련을 할 때도 호흡을 더 깊게 하려고 노력한다. 물을 더 많이 마시고, 에센셜 오일을 언제나 가까이에 둔다. 이 모든 것이 선천적인 지병을 완벽하게 고칠 수는 없겠지만, 수술 없이 지금까지 나를 건강하게 지켜주고 있다고 생각한다.

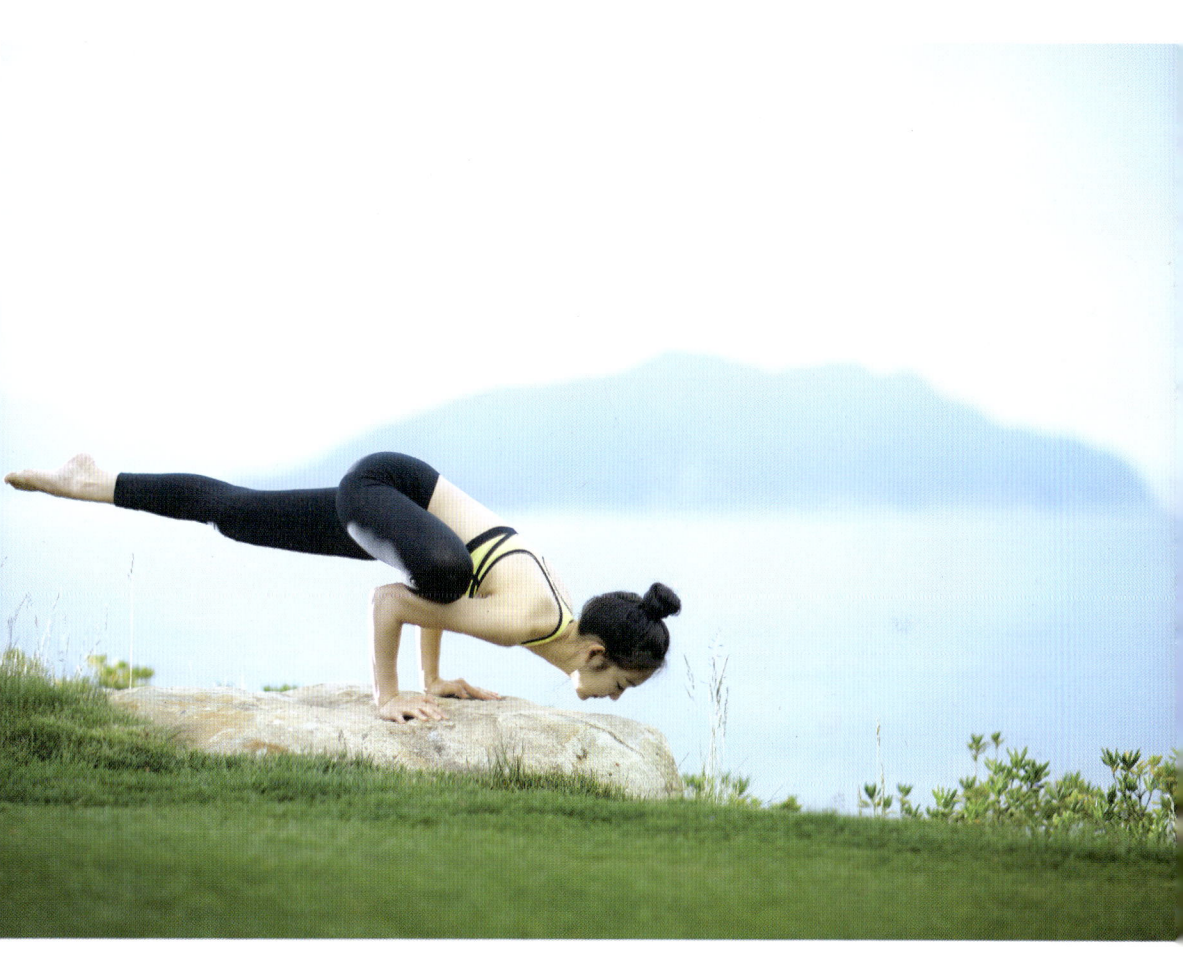

Surya Namaskara

심신의 정화를 위한 '수리야 나마스카라'

수리야^{Surya}는 '태양', 나마스카라^{Namaskara}는 '인사, 예배'를 뜻하므로 '태양 예배'로 불린다. 태양이 떠오를 때 건강한 몸과 마음으로 새로운 아침을 맞이하고 하루를 시작할 수 있도록 해주는, 우주와 태양의 신에게 감사를 표하는 인도의 전통 종교 의식이다. 정신적인 가치뿐 아니라 건강적인 면에서도 효과가 좋아 현재까지 이어져오는 요가의 준비 동작이다. 본격적으로 수련하기 전 태양 예배로 몸을 풀어주자. 태양 예배를 할 때는 자신의 리듬과 호흡을 유지하면서 동작이 끊기지 않도록 천천히 실행한다.

cf. 실행하기 편하도록 원래 자세와 조금 다르게 소개한 부분이 있다.

──────── 수리야 나마스카라 베이식 ────────

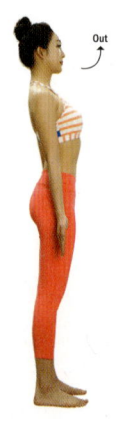

1

바르게 서서 하체에 단단히 힘을 주고 양손은 자연스럽게 떨어뜨린다. 호흡을 깊게 내쉰다.

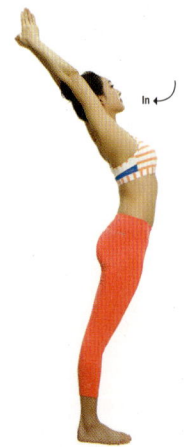

2

마시는 숨에 양손을 하늘 위로 뻗어 올리고, 골반을 앞으로 밀어내며 상체를 젖힌다. 이때 시선은 자연스럽게 사선 멀리 바라본다.

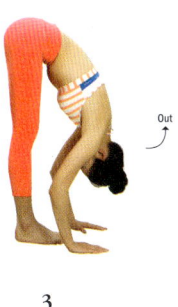
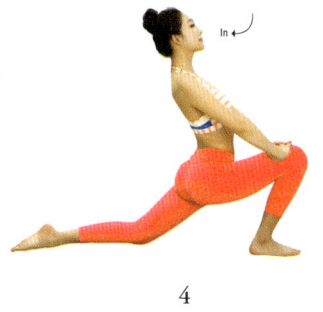

3

호흡을 깊게 내쉬며 상체를 숙인다. 목은 완전히 힘을 뺀다.

4

양 손바닥을 바닥에 짚은 채 무릎을 접어 마시는 숨에 왼쪽 다리를 뒤로 멀리 뻗는다. 양손은 깍지 껴서 무릎 위에 올려놓고 내쉬는 숨에 꼬리뼈를 바닥으로 지그시 눌러준다. 시선은 자연스럽게 사선 위를 바라본다.

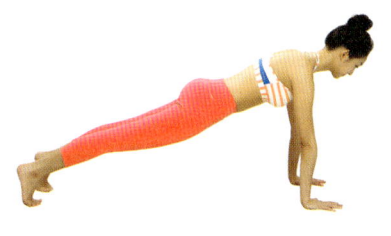
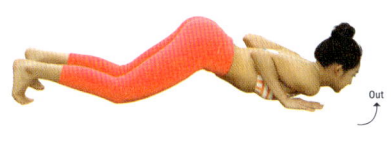

5

숨을 멈추고 오른쪽 다리도 뒤로 보내 플랭크 자세를 만든다. 이때 엉덩이가 너무 처지거나 올라가지 않도록 주의하며 복부에 단단히 힘을 준다.

6

무릎을 접어 바닥에 놓고, 내쉬는 숨에 팔꿈치를 접어 상체를 바닥으로 내려놓는다.

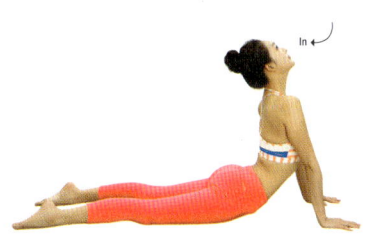
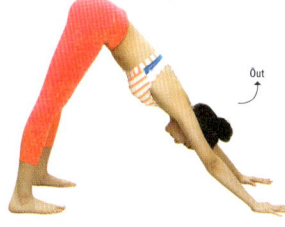

7

마시는 숨에 상체를 앞으로 밀어내며 위로 길게 들어 올린다. 시선은 사선 위를 바라본다.

8

내쉬는 숨에 엉덩이를 들어 올려 꼬리뼈를 중심으로 하체와 상체를 길게 늘린다.

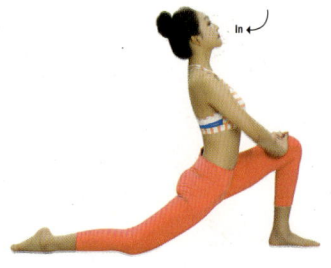 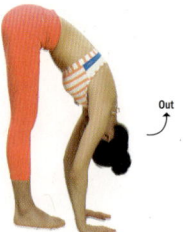

9

마시는 숨에 뒤로 보냈던 왼쪽 다리를 양손 사이로 가져온다. 양손은 깍지 껴서 무릎 위로 올려놓고, 내쉬는 숨에 꼬리뼈를 바닥으로 지그시 누르며 시선은 자연스럽게 사선 위를 바라본다.

10

내쉬는 숨에 오른발을 왼발 옆으로 가져와 상체를 숙인다. 턱을 끌어당기고 목은 완전히 힘을 뺀다.

처음에는 호흡과 상관없이 천천히 실행한다.
충분히 연습한 후에는 한 호흡에 한 동작씩 실행한다.
발바닥 전체에 체중을 골고루 싣는다.

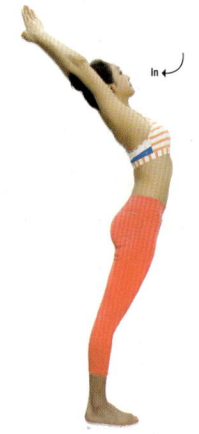 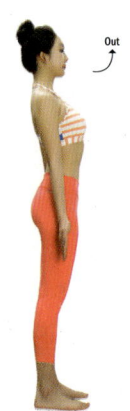

11

마시는 숨에 양손을 하늘 위로 뻗으며 상체를 들어 올린다. 골반은 가볍게 앞으로 밀어내며 상체를 젖혀 몸을 손끝까지 길게 늘린다.

12

양손이 제자리로 돌아오면 호흡을 깊게 내쉰다.

Point **전체 1세트 2회 반복** 몸을 따뜻하게 해주고 유연성과 근력을 동시에 길러준다.
면역력을 강화하며 심신의 균형을 바로잡는다.
집중력을 강화하며 호흡의 깊이와 양을 늘리고 장기 기능을 개선한다.
다이어트에 도움이 되며 몸의 라인을 잡고 부기를 제거하는 데 효과적이다.
경직된 관절과 근육을 부드럽게 해주며 틀어진 몸을 바로잡는다.

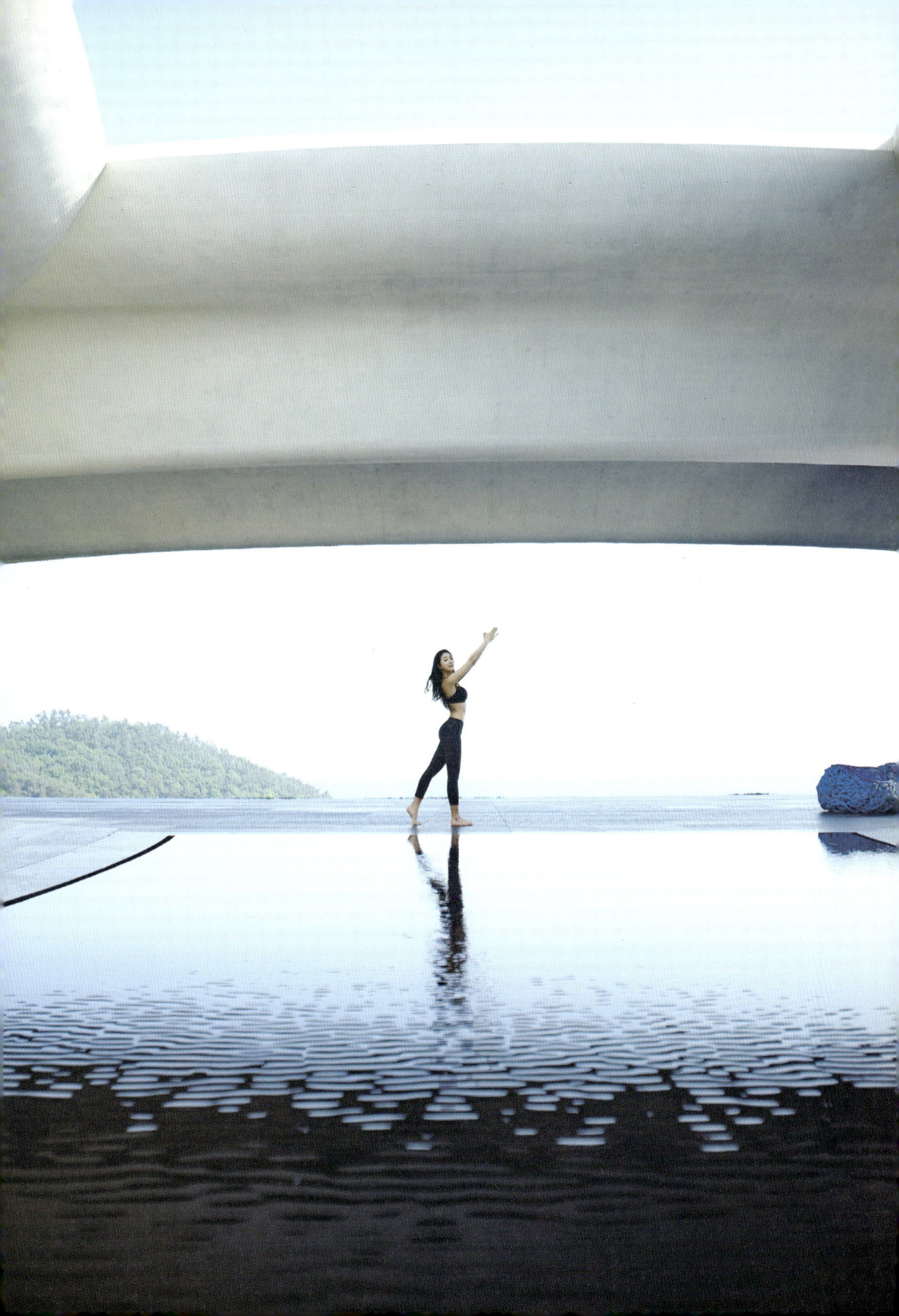

Case #1

두통

두통의 원인은 매우 다양하지만, 현대인들이 겪는 두통은 대부분 지나친 긴장과 스트레스에서 비롯된다. 자주 긴장하고 스트레스를 받게 되면 두통뿐 아니라 목과 어깨까지 통증이 올 수 있다. 두통은 단순히 머리가 아프고 둔탁해지는 것뿐 아니라 신경을 예민하게 만드므로 두통의 원인이 되는 스트레스를 해소하고 긴장을 이완하려는 노력이 필요하다.

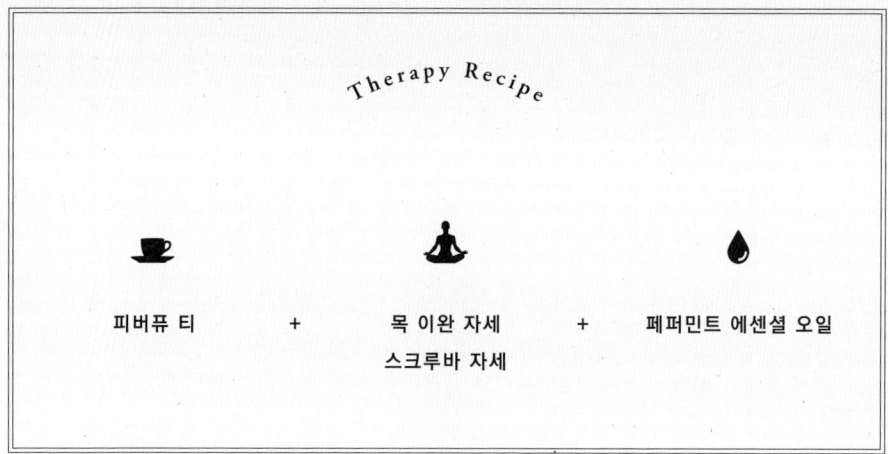

Therapy Recipe

피버퓨 티 + 목 이완 자세 / 스크루바 자세 + 페퍼민트 에센셜 오일

Tea 피버퓨 Feverfew

네덜란드의 국화로 불리는 피버퓨는 두통과 편두통에 좋다고 알려져 있으며 꾸준히 복용하면 증상이 호전되고 발병률이 낮아진다. 또한 열을 내리는 효과가 있어 예전에는 해열제로 많이 사용했다. 피버퓨에 들어 있는 파테놀리드 Parthenolide 성분은 관절염, 염증에 효능이 있으며 최근에는 항암 치료제로써의 가능성도 연구되고 있다. 상큼하고 새콤한 향이 나면서 약간 쓴맛이 나는 것이 특징이다.
Warning 임산부나 항울혈제를 복용하는 사람은 복용을 금한다.

Oil 페퍼민트 Peppermint

페퍼민트는 BC1000년 전 이집트 무덤에서 자료가 발견되었을 정도로 아주 오래전부터 약용으로 널리 사용되고 있다. 페퍼민트 오일은 차가우면서도 따뜻한 성질이 있어 에센셜 오일로 사용할 때는 농도 조절에 각별히 주의해야 한다. 달콤하면서 신선한 풀과 민트 향이 특징으로, 통증을 감소시켜 근육통에 효과적이다. 소화와 관련한 다양한 증상을 완화하며 순환을 좋게 해 두통과 편두통을 해소하고 감기를 예방한다.
Warning 페퍼민트는 시원하면서도 따뜻한 성질 때문에 1% 이하로 희석해서 사용하는 것이 좋다. 대부분 무독성, 무자극성으로 무난하게 사용할 수 있지만, 눈 가까이는 바르지 않아야 한다.
Recommend 습포, 증기 호흡

Yoga   목 이완 자세

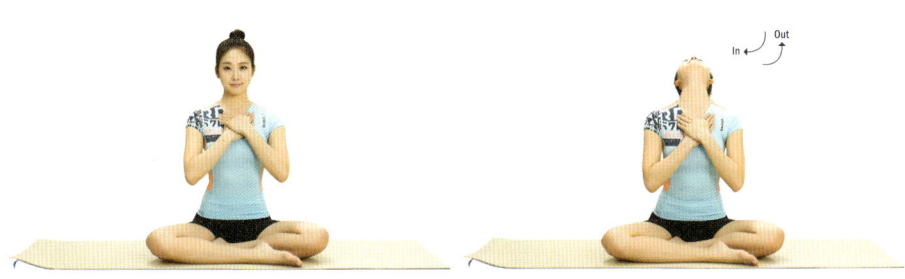

1
편하게 앉는다. 양손을 포개 양 손가락이 쇄골뼈에 걸쳐지는 위치에 손바닥을 올려놓고, 지그시 아래 방향으로 눌러준다.

2
이와 이 사이를 가볍게 다물고, 마시고 내쉬는 숨에 턱을 하늘 위로 길게 들어 올려 목 앞쪽을 늘린다. 호흡과 함께 10초간 유지하고 제자리로 돌아와 호흡과 함께 한 번 더 반복한다.

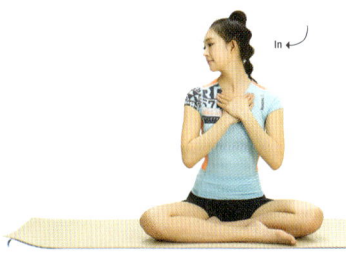 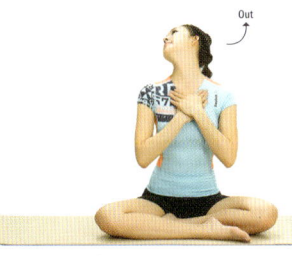

3
제자리로 돌아와 마시는 숨에 고개를 오른쪽으로 완전히 돌린다.

4
오른쪽을 바라본 상태로 내쉬는 숨에 턱을 하늘 위로 길게 들어 목 옆쪽을 늘린다. 양쪽 어깨는 바닥으로 지그시 누른다. 호흡과 함께 10초간 유지한다.

5

제자리로 돌아와 반대쪽도 같은 방법으로 실행하고 한 번씩 더 반복한다.

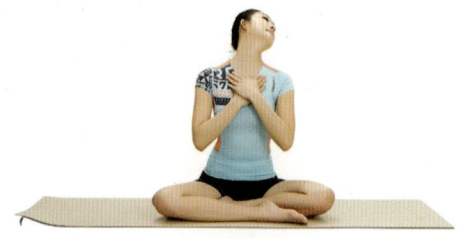

6

양손을 머리 뒤로 깍지 끼고, 마시고 내쉬는 숨에 턱을 쇄골 쪽으로 당긴다. 제자리로 돌아와 한 번 더 반복한다.

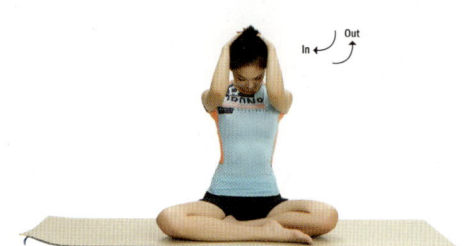

7

양손 그대로 하늘 위로 깍지 껴서 기지개를 길게 켠다.

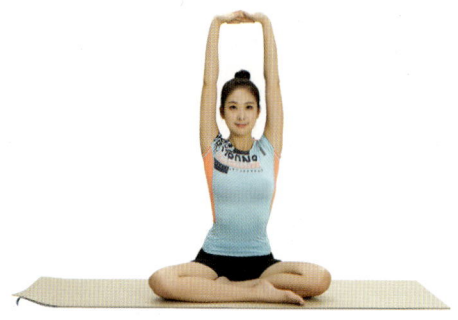

8

마시고 내쉬는 숨에 손목을 당겨 뒤로 크게 원을 그리며 천천히 내려온다.

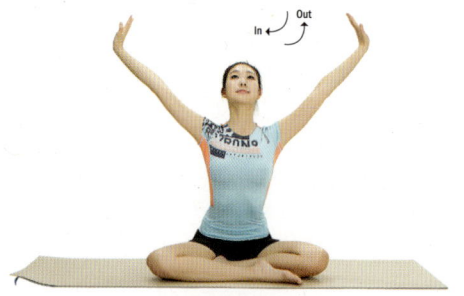

9

다시 양손을 포개어 가슴에 올려놓고 아래쪽으로 지그시 눌러준다.

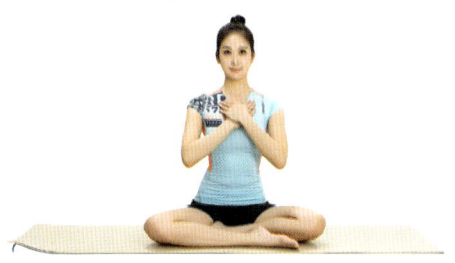

10

아주 천천히 마시는 숨에 고개를 오른쪽으로 원을 그리며 올라갔다 내쉬는 숨에 왼쪽으로 내려온다. 호흡과 함께 3회 반복하고, 반대쪽도 같은 방법으로 실행한다.

반드시 호흡과 함께 실행해야 산소를 충분히 공급할 수 있다. 천천히 근육의 움직임을 느끼면서 자극과 이완을 동시에 느껴야 한다.

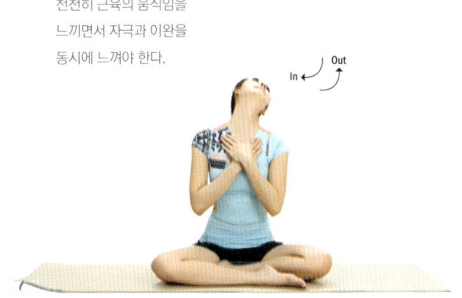

Point 난이도 ★
전체 1세트 2회 반복

목은 머리로 올라가는 기의 흐름을 위한 중요한 통로이다. 턱 밑에서 귀 뒤까지 이어지는 흉쇄 유돌근과 목 주변 근육의 긴장을 충분히 풀어줌으로써 두통 완화에 크게 도움이 된다.

Yoga 스크루바 자세

1

두 다리를 뻗어 바르게 앉는다. 오른쪽 무릎을 접어 뒤꿈치를 회음부 가까이 가져오고, 왼쪽 다리는 펴서 발등을 길게 뻗는다. 양손은 바닥을 짚는다.

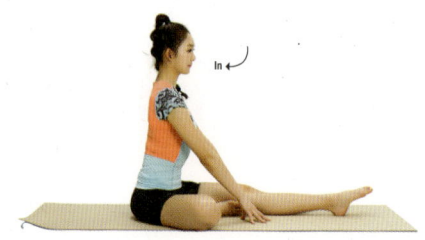

2

마시는 숨에 허리를 펴고, 내쉬는 숨에 상체를 숙인다. 턱을 가볍게 당겨 몸 전체가 좀 더 깊게 이완되도록 한다. 천천히 호흡과 함께 30초간 유지한다.

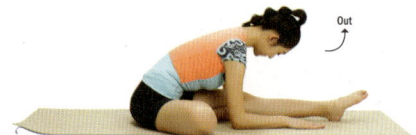

3

그대로 발목을 당겨 왼손으로 발끝을 잡는다. 이때 오른손은 그대로 바닥을 짚어 배꼽을 중심으로 체중을 유지한다. 호흡과 함께 30초 유지한다.
Tip. 발목을 당기는 게 어렵다면 수건을 이용해도 된다.

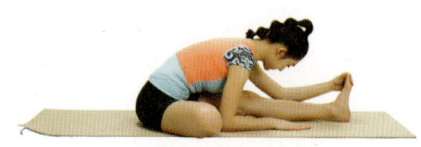

4

제자리로 돌아와 양손을 엉덩이 한 뼘 뒤로 짚고 오른쪽 다리를 접어 왼쪽 무릎 바깥쪽으로 넘긴다.

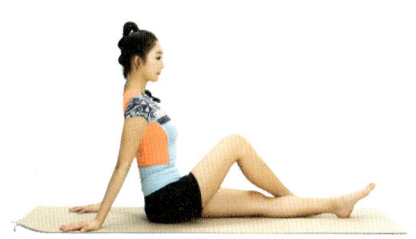

5

마시는 숨에 가슴을 끌어 올리고 내쉬는 숨에 무릎을 왼쪽으로 쓰러뜨린다. 시선은 왼쪽으로 자연스럽게 따라간다. 같은 방법으로 한 번 더 실행한다.

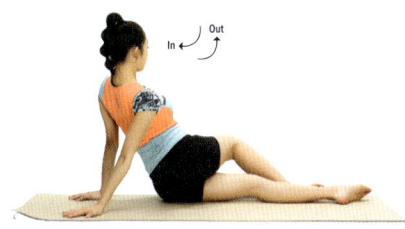

6

제자리로 돌아와 다리를 풀고 반대쪽도 같은 방법으로 실행한다.

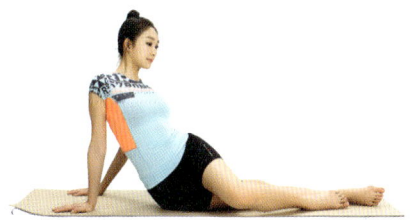

***

Point 난이도 ★
전체 1세트 2회 반복

몸 전체를 늘리고 비틀어줌으로써 피로를 해소하고 몸의 혈류 흐름을 좋게 해서 두통 완화에 도움이 된다. 심리적인 스트레스를 해소하며 나른하고 묵직한 몸 상태를 개운하게 만들어준다.

Case #2

목과 어깨 통증

많은 직장인들은 하루 종일 컴퓨터 앞에서 좋지 않은 자세로 업무를 처리한다. 장시간의 운전과 잘못된 수면 습관 등도 목과 어깨에 통증을 유발하는 원인이다. 이를 방치할 경우 두통이 생길 수 있으며 만성으로 굳어질 경우에는 병원 치료를 받아야 한다. 틈틈이 시간을 내서 스트레칭을 하면 목과 어깨의 긴장을 풀어줄 수 있다.

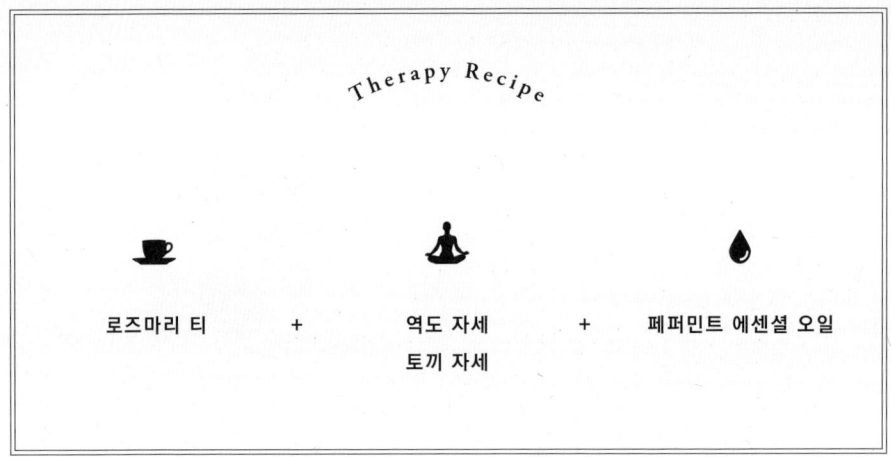

Tea   로즈마리 Rosemary

로즈마리는 오래전부터 음식, 치료제, 주술 등에 사용되어 온 친숙한 허브다. 특히 기억력 회복에 좋아 알츠하이머병에 좋다고 한다. 탈모를 예방하고 혈액순환을 원활하게 하며 몸을 가볍게 만들어주는 효과가 있다. 보통 목과 어깨 통증이 있으면 두통으로 이어질 가능성이 높은데, 근육통과 두통을 없애는 데도 효과적이다. 신체 기능을 활성화시키고 집중력을 높여주어 심신 이완과 함께 강장제 역할도 한다.
Warning 임산부, 고혈압 환자는 음용하지 않는다.

Oil   페퍼민트 Peppermint

페퍼민트는 BC1000년 전 이집트 무덤에서 자료가 발견되었을 정도로 아주 오래전부터 약용으로 널리 사용되고 있다. 페퍼민트 오일은 차가우면서도 따뜻한 성질이 있어 에센셜 오일로 사용할 때는 농도 조절에 각별히 주의해야 한다. 달콤하면서 신선한 풀과 민트 향이 특징으로, 통증을 감소시켜 근육통에 효과적이다. 소화와 관련한 다양한 증상을 완화하며 순환을 좋게 해 두통과 편두통을 해소하고 감기를 예방한다.
Warning 페퍼민트는 시원하면서도 따뜻한 성질 때문에 1% 이하로 희석해서 사용하는 것이 좋다. 대부분 무독성, 무자극성으로 무난하게 사용할 수 있지만, 눈 가까이는 바르지 않아야 한다.
Recommend 습포, 증기 호흡

Yoga 역도 자세

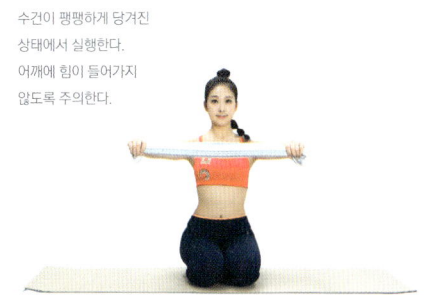

수건이 팽팽하게 당겨진
상태에서 실행한다.
어깨에 힘이 들어가지
않도록 주의한다.

1

무릎을 접고 앉는다. 길게 두 번 접은 수건의 양 끝을 잡는다.

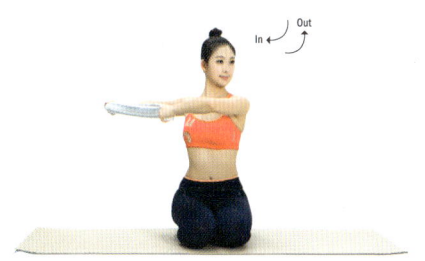

2

마시고 내쉬는 숨에 왼쪽 팔꿈치를 접으며 양팔을 오른쪽으로 길게 밀어준다. 오른팔은 가능한 만큼 뒤쪽을 향하고 시선은 왼쪽을 바라본다. 호흡과 함께 10초간 유지하고 반대쪽도 같은 방법으로 실행한다. 한 번 더 반복한다.

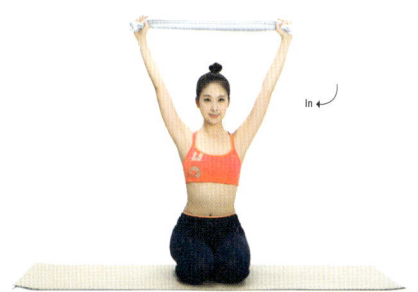

3

수건을 잡은 상태에서 팔을 하늘 위로 뻗는다.

4

마시고 내쉬는 숨에 팔꿈치를 오른쪽 방향으로 길게 뻗으면서 내려온다.

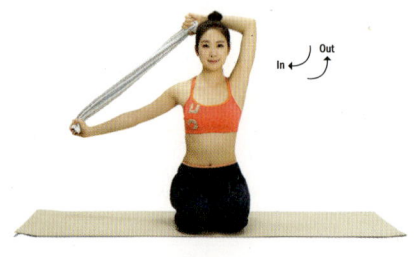

5

다시 마시는 숨에 그대로 원을 그리며 왼쪽으로 길게 뻗으면서 올라온다. 같은 방법으로 크게 원을 그리며 호흡과 함께 3회 반복한다. 반대쪽도 같은 방법으로 실행한다.

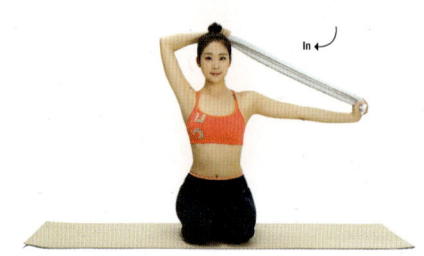

6

다시 양손을 하늘 위로 들어 올려 내쉬는 숨에 가슴을 밀어내며 양팔을 가볍게 뒤로 젖힌다. 호흡과 함께 10초간 유지한다.

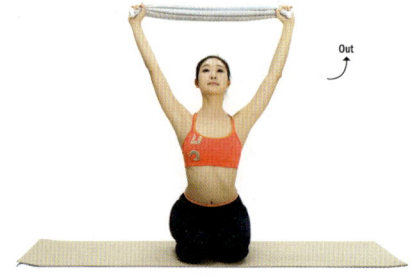

7

그대로 수건으로 머리 뒤를 감싼 다음, 마시고 내쉬는 숨에 앞으로 길게 당긴다. 턱과 쇄골뼈가 가까워지도록 한다. 호흡과 함께 2회 더 반복한다.

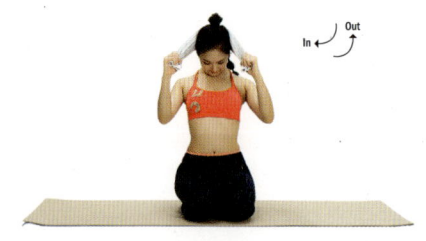

Point 난이도 ★
전체 1세트 2회 반복

긴장되고 뻣뻣했던 목과 어깨 근육이 풀어지고 이완된다. 상체의 피로와 스트레스가 해소되는 동작으로 꾸준히 반복하면 목과 어깨 뭉침을 예방할 수 있다.

Yoga 토끼 자세

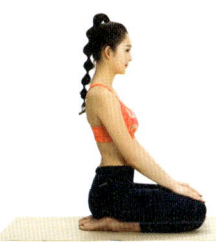

1

무릎을 접고 앉는다. 무릎이 불편하면 무릎 아래 수건이나 담요를 깔아준다.

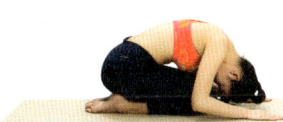

2

양손으로 바닥을 짚은 다음, 그대로 엎드려 턱을 끌어당기고 이마를 최대한 무릎 가까이 가져간다.

몸의 상태에 따라 실행한다.
목이 많이 좋지 않으면
실행하지 않는다.

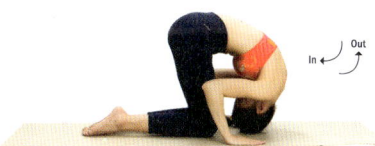

3

마시고 내쉬는 숨에 엉덩이를 하늘 위로 들어 올려 정수리를 바닥에 댄 채 앞으로 가볍게 굴린다. 눈을 감고 호흡과 함께 30초간 유지한다.

Tip. 이마가 무릎과 최대한 가까워야 하며 양손은 바닥을 짚은 상태로 머리 뒷부분이 닿는다는 느낌이 들 정도로 충분히 굴린다.

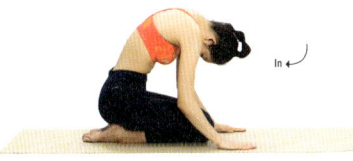

4

엉덩이를 뒤꿈치에 내려놓고, 마시는 숨에 몸을 둥그렇게 말면서 올라온다.

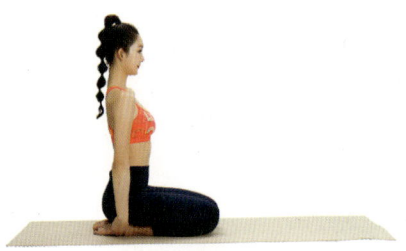
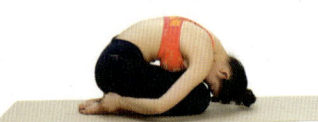

5

이번에는 양손으로 뒤꿈치를 잡는다. 정확하고 깊게 잡아 손등 위로 엉덩이가 닿는다는 느낌이 들게 한다.

6

상체를 바닥으로 숙여 턱을 끌어당기고, 이마와 무릎이 최대한 가까워지도록 한다.

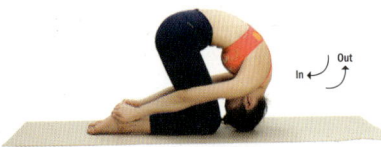
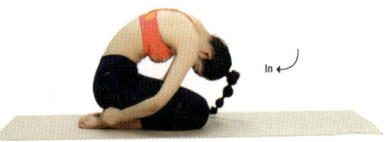

7

마시고 내쉬는 숨에 엉덩이를 하늘 위로 들어 올리며 정수리를 바닥에 댄 상태로 앞으로 가볍게 굴린다. 양손은 뒤꿈치를 잡은 상태를 유지하며 팔꿈치가 펴질 정도로 실행한다. 호흡과 함께 30초간 유지한다.

8

엉덩이를 뒤꿈치 위로 내려놓고, 마시는 숨에 몸을 동그랗게 말면서 올라온다.

Point   난이도 ★★
전체 1세트 2회 반복

목 주변과 어깨, 등 위쪽의 불편함까지 없애주는 자세다. 순환이 원활해져 두통을 없애고 머리가 맑아지며 집중력을 높이고 얼굴 혈색 또한 밝아진다.

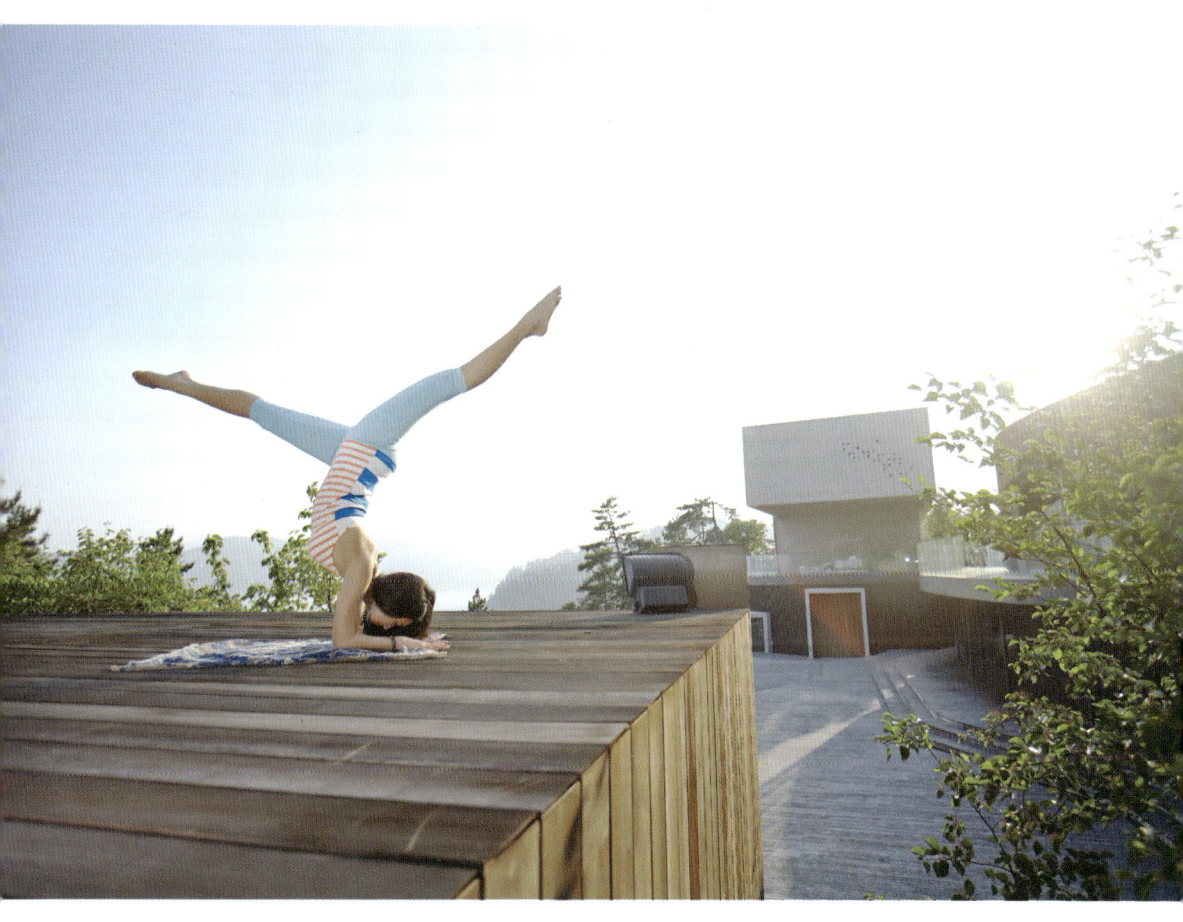

Aroma Therapy

두통, 목과 어깨 통증에 좋은 오일 습포

준비물 : 수건, 에센셜 오일(페퍼민트, 라벤더, 마조람), 물

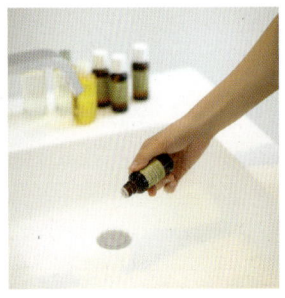 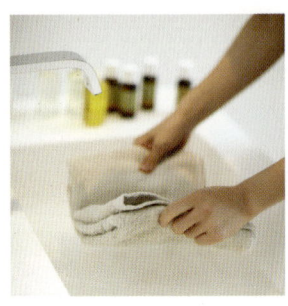 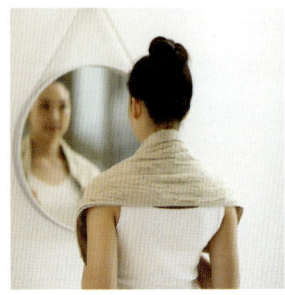

1. 물 1ℓ에 페퍼민트와 라벤더 오일을 각각 2방울, 마조람 오일을 1방울 떨어뜨린다.

2. 물 위에 떠 있는 에센셜 오일 위로 수건을 잘 접어서 잠시 덮어둔다 (수건은 길게 한 번 접고 다시 3등분으로 접어 가운데 부분이 물에 닿도록 한다).

3. 수건을 적당히 짜서 목과 어깨를 감싸듯 올려준다. 목과 머리를 연결하는 부분까지 충분히 덮는다.

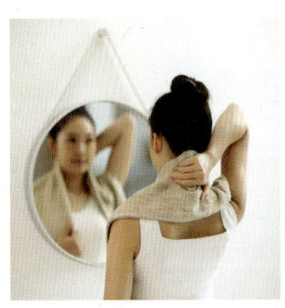 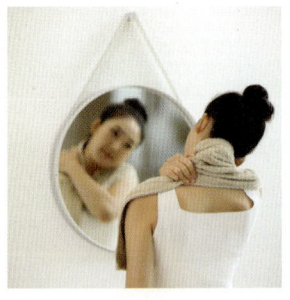 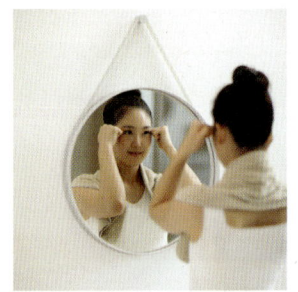

4. 오른손으로 목 뒤를 감싸고 가볍게 주무른다.

5. 오른손으로 왼쪽 어깨를 가볍게 주무른다. 충분히 실행한 다음, 반대쪽도 같은 방법으로 한다.

6. 이번에는 주먹을 쥐고 관자놀이를 가볍게 롤링하듯 마사지한다. 손에 남은 아로마 오일의 향을 깊게 들이마시며 마사지한다.

☞ 습포는 15분 이상 충분히 유지한다. 같은 방법으로 여러 번 반복한다. 신경계를 조절하는 라벤더 오일과 통증 완화에 효과적인 마조람 오일을 블렌딩하면 좀 더 큰 효과를 볼 수 있다. 오일이 없으면 둘 중 하나만 블렌딩해도 좋다.

+ Recommend

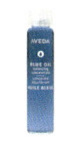

아베다
블루 오일 밸런싱 컨센트레이트

두통이나 근육이 긴장했을 때, 두피, 목, 관자놀이 등에 발라주면 증상이 완화되며 진정 효과가 있다.

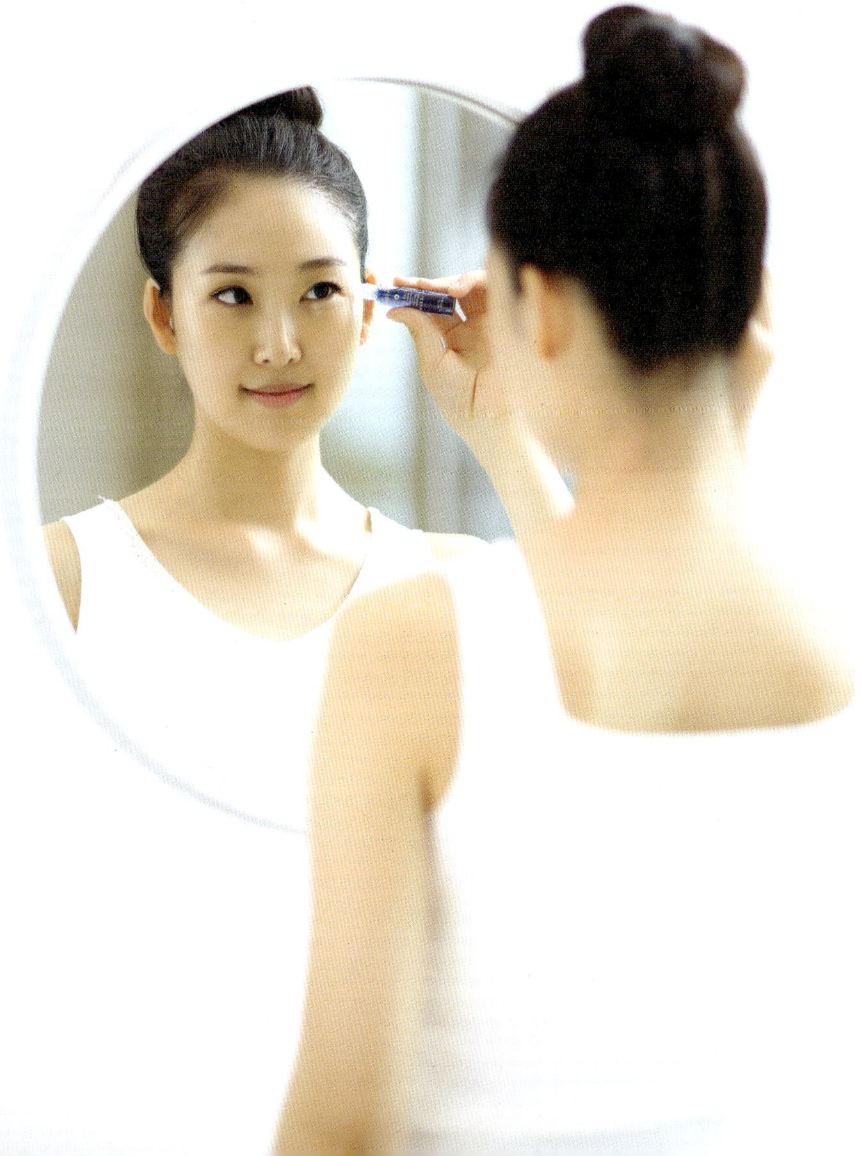

Case #3

스트레스성 탈모

최근 스트레스성 탈모 환자가 증가하고 있는데 이는 불규칙한 식사와 생활습관, 술, 담배, 무리한 다이어트, 과도한 스트레스 등이 원인이다. 탈모는 한번 시작되면 재발률이 높고 완쾌하기 힘들다. 탈모를 방치할 경우 모근이 손상되어 더이상 머리카락이 나지 않을 수도 있으니 초기에 각별한 관리가 필요하다.

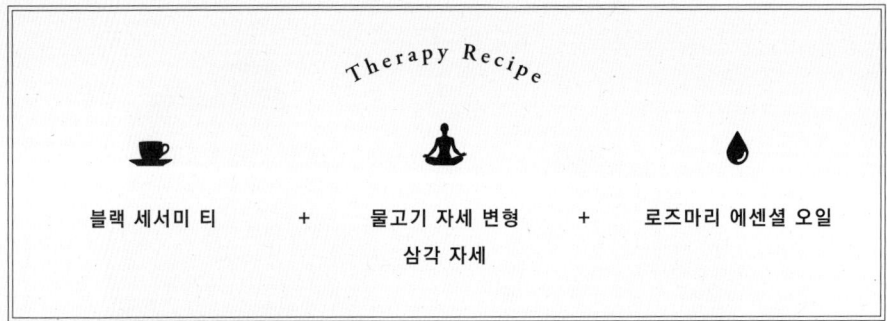

Tea 블랙 세서미 Black Sesame

우리말로 흑임자 또는 검은깨로 불리는 블랙 세서미는 검은콩과 함께 모발 강화, 탈모 예방에 도움이 된다. 검은깨에는 각종 비타민과 미네랄이 풍부하고, 케라틴 성분이 들어 있어 두피와 모발에 영양을 공급한다. 검은색을 내는 안토시아닌 성분에 항산화 기능이 있어 면역력을 높여준다. 검은깨를 볶아서 간 다음, 따뜻한 물에 타서 차로 마시면 좋다.

Oil 로즈마리 Rosemary

로즈마리의 꽃말은 '기억' 혹은 '추억'을 의미한다. 실제로도 뇌를 활성화시켜 기억력과 집중력을 높이는 데 좋다고 알려져 있다. 전 세계 온대 지역에서 재배되는 꿀풀과 허브로 잎, 꽃, 잔가지를 증기 증류법으로 오일을 추출한다. 로즈마리 오일은 머리카락의 성장을 도와 탈모를 예방하고 초기 탈모 증상을 개선한다. 비듬을 방지하고 탄력 있고 윤기 나는 머릿결을 위해 샴푸 후 헤어 오일로 사용해도 좋다.
Warning 임신부, 간질 환자, 고혈압 환자는 사용을 금한다.

Da Eun's Blending

베이스 오일   호호바 오일 10㎖ + 포도씨 오일 10㎖
에센셜 오일   로즈마리 오일 3방울 + 시더우드 오일 3방울

⇒ 원형 탈모를 치료하기 위해 시더우드 오일로 마사지하면 44%의 개선 효과가 있다는 것이 입증되었다. 방부성이 강하고 수렴 효과가 커서 탈모와 지루성 두피에 효과적이며 모발의 성장을 촉진하고 비듬을 감소시킨다. 보통 로즈마리 오일과 함께 블렌딩해서 사용한다.

Yoga 물고기 자세 변형 or 맏스야아사나 변형 Matsyasana Variation

1

바르게 누운 다음, 두 다리를 모아 발등까지 쭉 뻗는다. 양쪽 팔꿈치는 접어 옆구리 옆에 세우고 가볍게 주먹을 쥔다. 엄지손가락을 가볍게 감싼다.

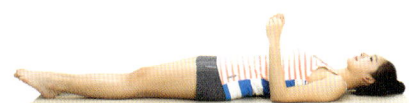

2

마시고 내쉬는 숨에 팔꿈치로 바닥을 밀고 가슴과 머리를 들어 올려 정수리를 바닥에 내려놓는다. 이와 이 사이를 다물고 눈을 감고 호흡과 함께 30초간 유지한다(정수리가 정확하게 바닥에 닿을 수 있도록 하며 눈을 뜨지 않는다).

목이 좋지 않으면 실행하지 않는다.

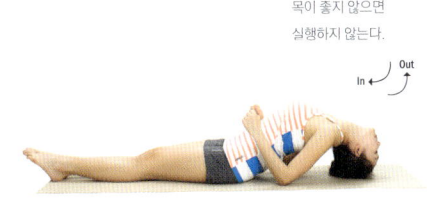

3

천천히 내쉬는 숨에 머리가 미끄러지듯 내려와 자세를 푼다. 고개를 좌우로 움직여 목을 풀어준다.

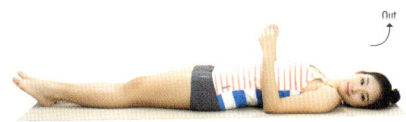

Point 난이도 ★★
전체 1세트 2회 반복

정수리의 백회혈을 자극하는 동작이다. 머리로 가는 혈액의 흐름을 원활하게 해주고, 잠들어 있는 세포를 깨워 건강한 두피와 모발을 유지, 스트레스성 탈모에 도움이 된다.

Yoga 삼각 자세 or **웃티타 트리코나아사나** Utthita Trikonasana

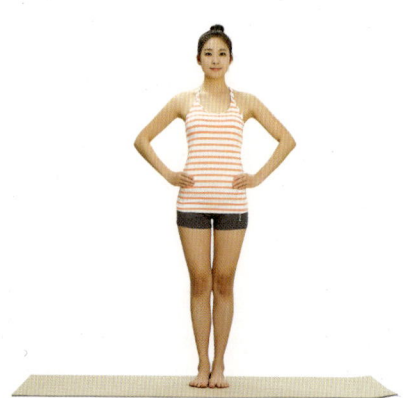

1
두 다리를 모으고 바르게 선다.

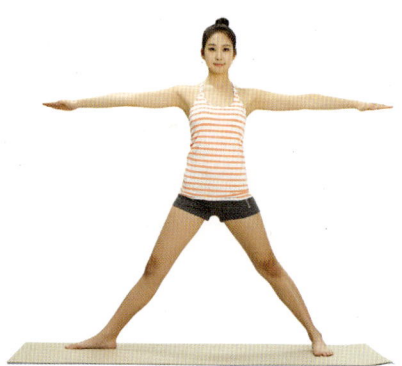

2
다리를 어깨 너비보다 2.5배 넓게 벌린다. 오른쪽 발끝을 바깥으로 완전히 열고, 왼쪽 발끝은 안으로 조금만 닫아준다. 양손은 열십자로 뻗는다(골반이 정확하게 정면을 바라보도록 하체에 단단히 힘을 주고, 엉덩이가 뒤로 빠지지 않도록 주의한다. 어깨에 힘이 들어가지 않도록 긴장을 풀어준다).

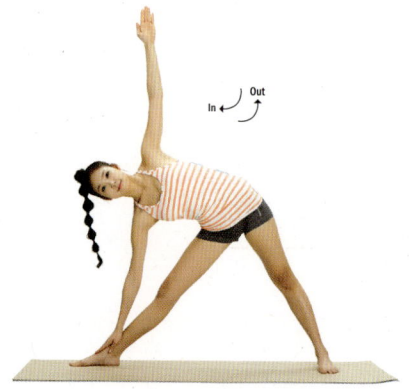

3
마시고 내쉬는 숨에 골반을 왼쪽으로 밀어내며 상체를 오른쪽으로 기울인다. 왼쪽 팔은 하늘 위로 뻗는다. 시선은 정면을 바라보고, 호흡과 함께 30초간 유지한다.

4

가능하다면 왼쪽 팔을 귀 옆으로 뻗는다. 이때 시선은 바닥을 바라보고 호흡과 함께 30초간 유지한다. 제자리로 돌아와 반대쪽도 같은 방법으로 실행한다.

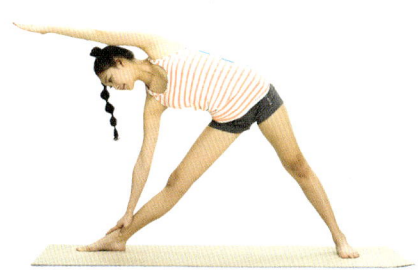

5

마시는 숨에 제자리로 돌아온다.

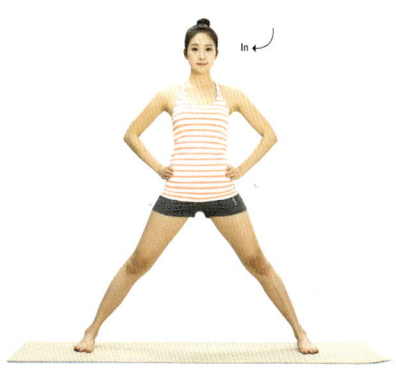

6

두 다리를 모으고 내쉬는 숨에 상체를 숙여 잠시 호흡한다.

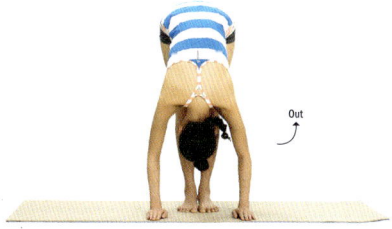

Point 난이도 ★★
전체 1세트 2회 반복

팔다리의 기혈 순환을 좋게 해서 머리로 가는 혈액의 흐름을 돕는다. 전신 스트레스를 해소시켜 심신의 이완을 돕고, 호흡의 양을 부드럽게 늘려 몸의 산소 공급을 원활하게 해 두피 건강과 탈모 예방에 도움이 된다.

Aroma Therapy

스트레스성 탈모에 좋은 두피 마사지

준비물 : 블렌딩한 오일

(베이스 오일 호호바 오일 10㎖ + 포도씨 오일 10㎖, **에센셜 오일** 로즈마리 오일 3방울 + 시더우드 오일 3방울**)**

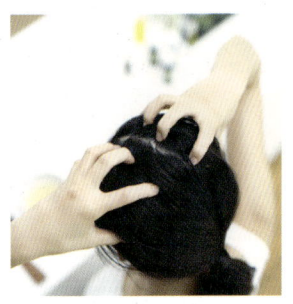
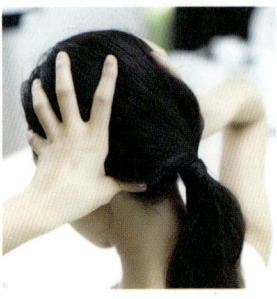
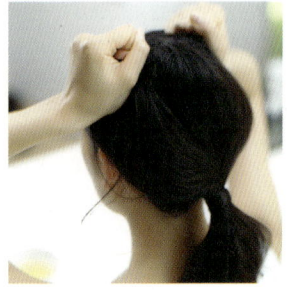

1. 블렌딩한 오일을 손에 묻힌다. 손가락 끝의 지문 부분을 이용해 머리를 감싸고, 가볍게 롤링하듯 전체를 골고루 부드럽게 마사지한다(두상의 측면에서 정수리 방향으로 위로 끌어 올리는 듯 굴린다).

2. 머리 뒤 목 근처의 움푹 들어간 곳을 엄지손가락으로 눌러 롤링한다.

3. 머리카락을 잡고 전체적으로 가볍게 위로 당긴다.

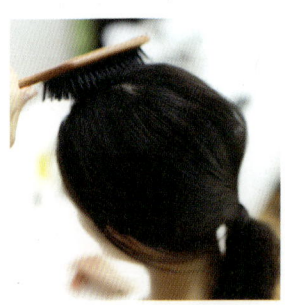
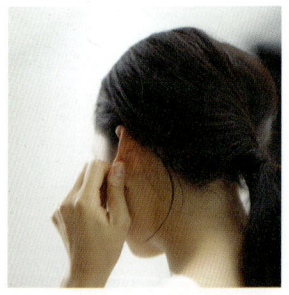

4. 손가락이나 브러시를 이용해 머리 전체를 가볍게 톡톡 두드린다.

5. 남아 있는 오일로 귀 전체를 가볍게 롤링하며 마사지한다. 15분 정도 후에(샤워캡을 쓰면 더욱 효과적이다) 샴푸로 깨끗이 헹군다.

☞ 일주일에 2~3회 잠들기 전에 규칙적으로 하면 좋다.

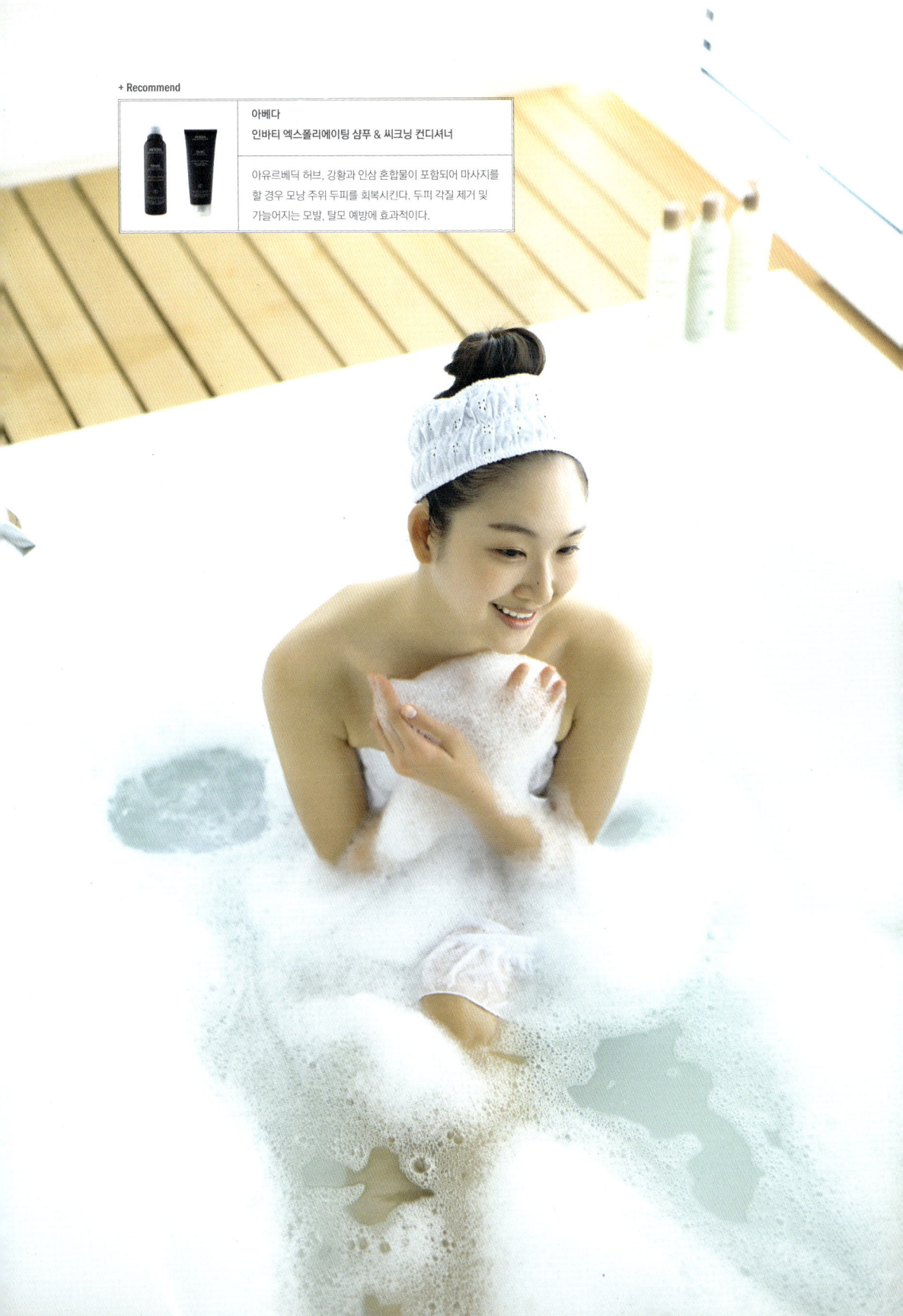

Case #4

등과 허리 통증

척추는 주변 근육의 힘으로 지탱하고 있어 근육이 약해지고 피곤하면 척추 질환과 통증이 발생한다. 나쁜 자세와 오래 앉아 있는 현대인의 잘못된 생활습관은 근육과 인대의 긴장을 불러온다. 육아와 가사, 높은 굽의 신발, 과도한 스트레스, 신체 기능이 떨어졌을 때도 통증이 발생하기 쉽다. 방치할 경우 만성 통증으로 발전할 수 있으니 조심해야 한다.

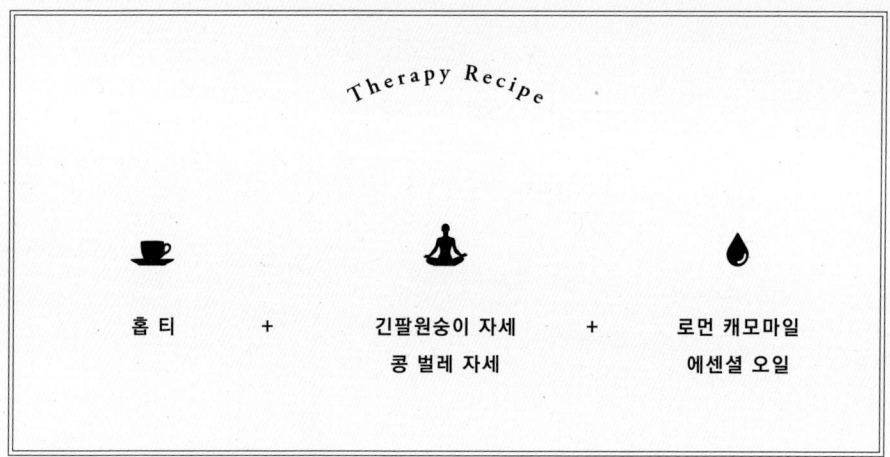

Therapy Recipe

홉 티 + 긴팔원숭이 자세
         콩 벌레 자세 + 로먼 캐모마일
                            에센셜 오일

Tea 홉 Hops

홉 바인더 Hopbind, 홉 덩굴 Hop Vine이라 불리며 맥주의 쓴맛을 내는 재료이다. 향은 맥주보다 좀 더 강하며, 스트레스와 신경계 중추에 작용하는 긴장 이완 효과가 커서 신경 치료제로 널리 사용된다. 피로한 근육을 풀어주고, 소화를 도와주며 이뇨와 해독 작용을 한다. 홉은 여성호르몬에도 영향을 미쳐 폐경기 증상을 완화하고 모유를 잘 나오게 하는 호르몬을 함유한 것으로 알려져 있다.
Warning 진정 효과가 있어 우울증 환자는 음용을 금한다.

Oil 로먼 캐모마일 Roman Chamomile

지중해 연안에서 2000년 이상 의학용으로 사용되고 있는 로먼 캐모마일은 국화과로 꽃대에서 증기 증류법으로 오일을 추출한다. 기의 순환을 돕고 통증을 완화시키는 효과가 뛰어나며, 달콤한 향은 스트레스를 없애고 몸과 마음을 편안하게 진정시킨다. 소화불량 및 생리 불순, 생리전증후군 등에도 효과적이다.
Warning 국화과 식물에 대한 알레르기가 있으면 사용하지 않는다.

Yoga   긴팔원숭이 자세

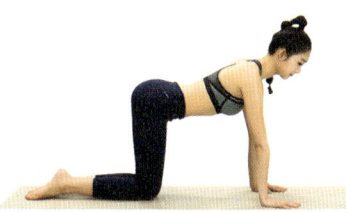

1

어깨 아래 손목, 엉덩이 아래 무릎이 오도록 몸을 ㄷ자로 만든다. 무릎 아래 수건이나 담요를 깔아도 좋다.

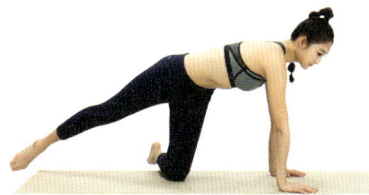

2

왼쪽 다리를 바깥으로 열고 오른쪽 다리를 왼쪽 발끝 방향으로 길게 뻗는다. 왼쪽 다리를 확실하게 열 수 있도록 하며, 골반이 바닥으로 처지지 않도록 충분히 들어 올린다.

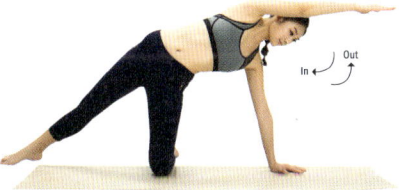

3

마시고 내쉬는 숨에 오른손을 엉덩이를 스쳐 크게 원을 그리며 손끝을 귀 위로 길게 뻗는다. 손끝과 발끝을 최대한 늘리며 시선은 바닥을 바라본다. 호흡과 함께 20초간 유지한다.

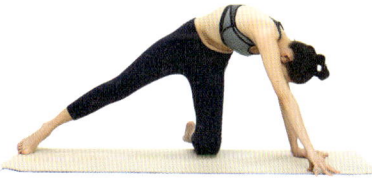

4

자세를 유지한 상태로 오른쪽 손끝을 바닥에서 최대한 멀리 길게 뻗는다. 등은 동그랗게 말아주고, 시선은 오른쪽 발끝을 따라가며 호흡과 함께 20초간 유지한다(자극과 이완을 충분히 느낄 수 있도록 자세를 실행한다). 제자리로 돌아와 반대쪽도 같은 방법으로 실행한다.

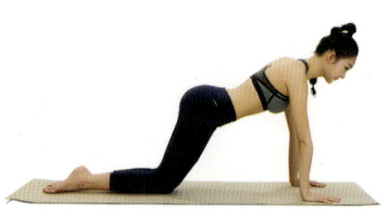

5

제자리로 돌아와 양손을 앞으로 한 걸음씩 가며 체중도 같이 옮겨 다시 어깨 아래 손목이 오도록 한다.

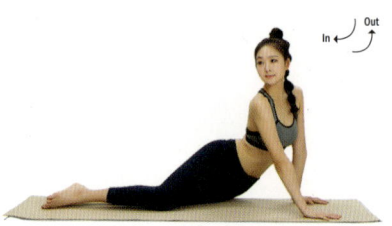

6

마시고 내쉬는 숨에 엉덩이를 왼쪽으로 쓰러뜨린다. 이때 엉덩이는 바닥에 닿을 듯 말 듯하며 양 팔꿈치는 완전히 펴고, 시선은 자연스럽게 오른쪽을 바라본다. 이완과 자극을 충분히 느끼며 호흡과 함께 20초간 유지한다. 제자리로 돌아와 반대쪽도 같은 방법으로 실행한다. 한 번 더 반복한다.

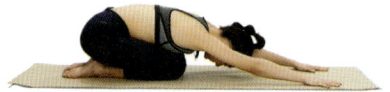

7

제자리로 돌아와 태아 자세로 잠시 호흡한다.

Point 난이도 ★★ 전체 1세트 2회 반복

등과 허리가 뻐근할 때 하면 묵직함이 사라지는 자세이다. 전신 스트레스를 풀고 심신을 이완해주기 때문에 무기력하거나 집중력이 떨어질 때도 도움이 된다.

Yoga   콩 벌레 자세

1

바르게 누워 양 무릎을 접는다. 꼬리뼈 아래쪽으로 수건이나 담요를 깔아주면 좀 더 편하다.

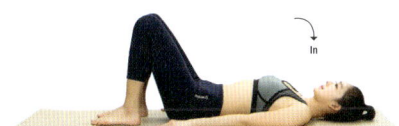

2

왼쪽 발목을 오른쪽 무릎 위로 걸친다.

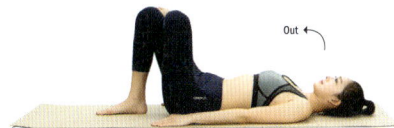

3

자세를 유지한 채 오른쪽 발을 띄우고 왼손은 허벅지와 허벅지 사이로, 오른손은 오른쪽 다리 바깥쪽으로 빼 오른쪽 무릎을 양손으로 깍지 낀다.

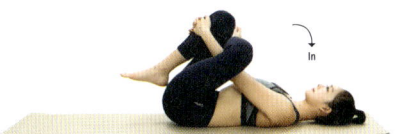

4

마시고 내쉬는 숨에 다리를 몸 쪽으로 당긴다. 이때 목은 힘을 빼고 오른쪽 엉덩이를 중심으로 자극을 충분히 느낀다. 호흡과 함께 20초간 유지한다. 반대 쪽도 같은 방법으로 실행한다.

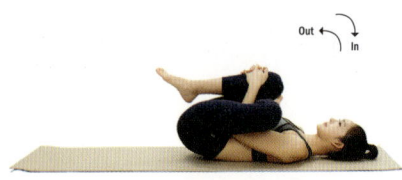

5

제자리로 돌아와 양 무릎을 끌어안는다. 이때 가능하면 팔꿈치까지 끌어안으면서 꼬리뼈를 바닥으로 지그시 눌러준다. 자극과 이완을 충분히 느낀다. 목에 힘을 빼고 호흡과 함께 20초간 유지한다.

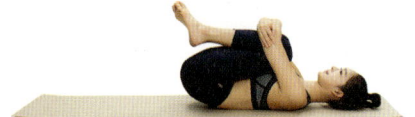

Point 난이도 ★★
전체 1세트 2회 반복

골반을 이완시키면서 등과 허리의 뻐근함을 감소시키는 동작이다. 자극과 이완을 즉각적으로 느낄 수 있어 전신이 지쳤을 때 실행해도 효과적이다.

Aroma Therapy

등과 허리 통증을 위한 반신욕

준비물 : 블렌딩한 오일

(**베이스 오일** 30㎖, **에센셜 오일** 로먼 캐모마일 4방울 + 라벤더 오일 4방울)

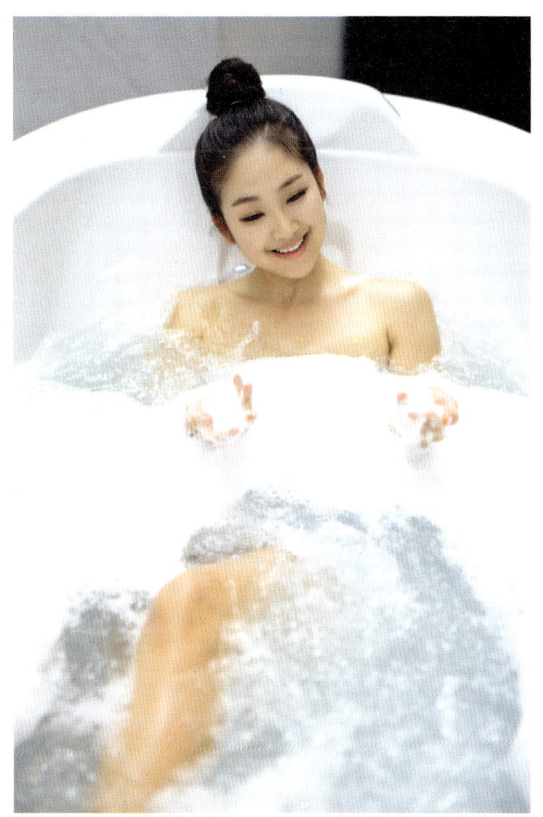

1. 베이스 오일에 로먼 캐모마일과 라벤더 오일을 순서대로 넣고 잘 섞는다.
2. 욕조에 38-40℃ 정도의 따뜻한 물을 받는다. 물의 높이는 가슴 아래로 맞춘다.
3. ①의 블렌딩한 오일을 욕조에 풀고 20분 정도 몸을 담근다.
   물로 따로 씻지 말고 타월로 물기만 가볍게 닦아낸다.

☞ 라벤더 오일은 통증과 긴장 완화에 좋아, 로먼 캐모마일 오일과 함께 블렌딩하면 더 큰 효과를 볼 수 있다.
☞ 천연 소금을 이용해 입욕제를 만들 수도 있다. 일반 수저로 2숟갈의 천연 소금에 동일한 양의 에센셜 오일을 충분히 섞은 다음 물에 풀어 사용한다.

Case #5

손목 통증

손목은 알게 모르게 많은 일을 하며 피로가 쌓이는 부위다. 손목 통증은 컴퓨터 마우스를 많이 쓰는 사람이나 가사일을 하는 주부에게 흔한 증상이다. 이는 순환과 관련한 문제일 수도 있지만, 손목에서 손으로 연결되는 신경의 문제일수도 있다. 목 디스크나 목과 어깨, 가슴과 등 근육이 심하게 긴장되고 뭉쳐 있을 때도 손목이 저리거나 통증이 나타날 수 있다.

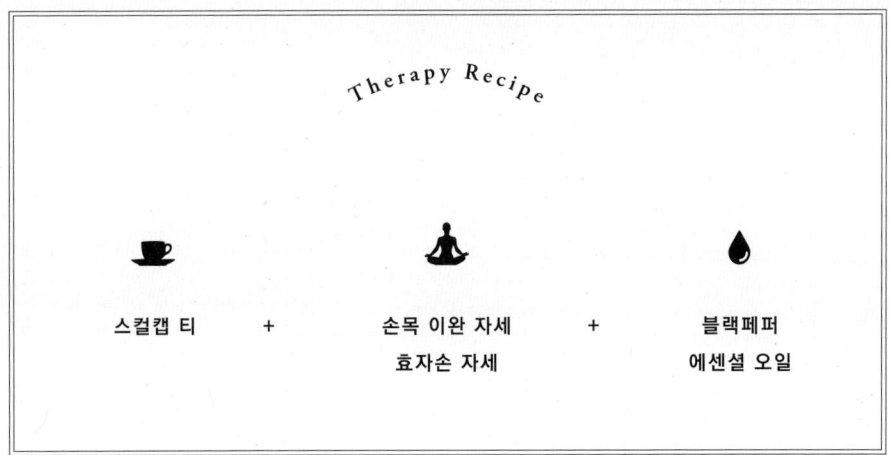

Therapy Recipe

스컬캡 티 + 손목 이완 자세 / 효자손 자세 + 블랙페퍼 에센셜 오일

Tea 스컬캡 Skullcap

신부들이 쓰는 모자와 비슷하다고 해서 이름 붙여진 스컬캡은 북아메리카 버지니아가 원산지라 버지니아 스컬캡이라고도 불린다. 상큼한 향이 나면서 약간 쓴맛이 나는데 예전에는 간질이나 광견병의 치료에 쓰였다. 스컬캡을 차로 복용하면 몸을 릴랙스시키는 효과가 있어 신경이 예민하거나 스트레스에 의한 불안증, 우울증, 신경쇠약 등의 증상을 개선한다.

Oil 블랙페퍼 Black Pepper

향신료로 널리 알려진 블랙페퍼는 동아시아에서 4000년 넘게 약용과 식용으로 사용되어 왔다. 신선한 마른 나무 향과 건조한 후추가 연상되는 매운 향이지만 과하지는 않다. 류머티즘 관절염, 근육통, 근육 경직에 효과적이며 몸을 따뜻하게 데워주고 습하지 않게 하는 성질이 있어 성 관련 질병에도 효과적이다. 소화불량 시 가스를 배출해준다. Warning 지나친 사용은 신장을 자극할 수 있다.

Yoga　　손목 이완 자세

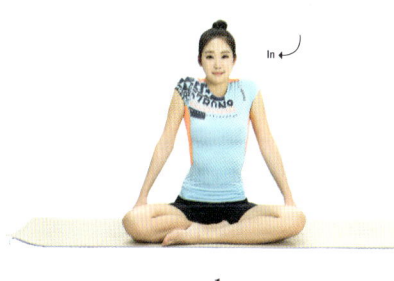

1

편하게 앉아서 어깨의 긴장을 푼다. 마시는 숨에 어깨를 귀 가까이로 들어 올린다.

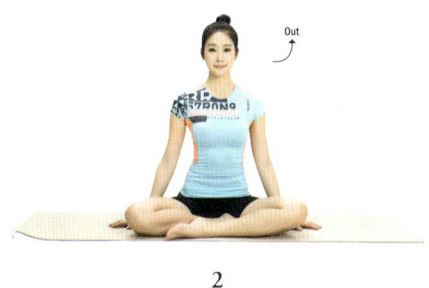

2

내쉬는 숨에 털썩 하고 힘을 뺀다. 긴장을 풀고 호흡과 함께 10회 반복한다.

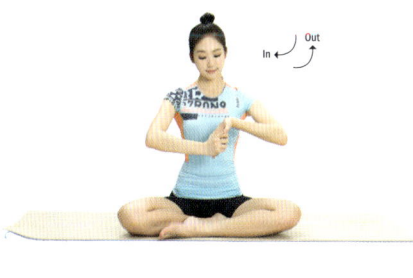

3

양 팔꿈치를 접고 오른손으로 왼손바닥을 감싼 다음, 마시고 내쉬는 숨에 지그시 눌러준다. 반대쪽도 같은 방법으로 실행한다. 좌우 1세트로 호흡과 함께 천천히 5회 반복한다.

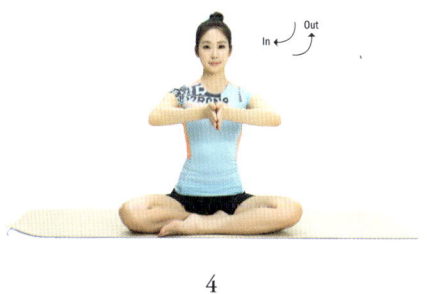

4

양손을 앞으로 합장하고 마시고 내쉬는 숨에 손끝을 바깥쪽으로 길게 밀어준다.

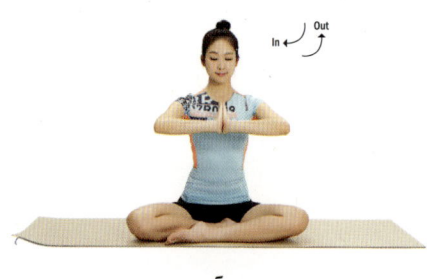

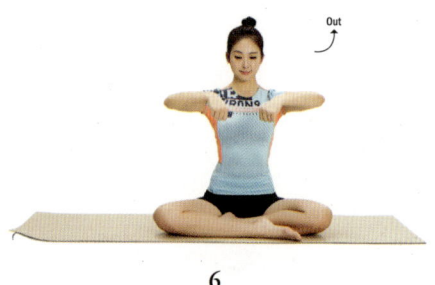

5

마시고 내쉬는 숨에 이번에는 손끝이 안쪽으로 오도록 길게 당긴다. 4번, 5번 동작을 자신의 호흡과 리듬에 맞추어 10회 반복한다.

6

팔꿈치를 접은 상태로 가볍게 주먹을 쥐고, 내쉬는 숨에 손목을 아래쪽으로 지그시 누른다. 마시는 숨에 힘을 빼며 제자리로 돌아오고, 호흡과 함께 10회 반복한다.

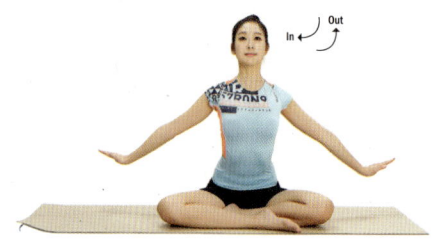

7

팔을 아래로 뻗고 양 손목을 당겨 아래 사선 방향으로 뻗는다. 크게 마시는 숨에 어깨를 뒤로 젖힌다. 내쉬는 숨에 힘을 빼며 제자리로 돌아와 호흡과 함께 10회 반복한다.

Point   난이도 ★
전체 1세트 2회 반복

긴장된 손목의 근육을 부드럽게 풀어주고 이완시키는 자세이다. 평소 꾸준히 반복하면 손목 관련 질환과 초기 통증을 잡아주며 상체 피로도 감소시킨다.

Yoga 효자손 자세 or 고무카아사나 변형 Gomukhasana Variation

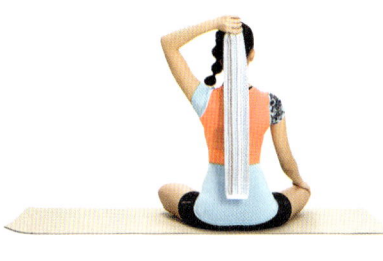

1
편하게 앉아서 길게 두 번 접은 수건을 왼손으로 잡고 어깨 뒤로 넘긴다.

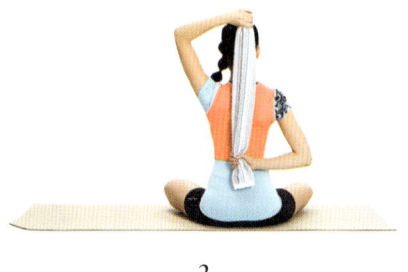

2
오른손을 등 뒤 아래쪽으로 해서 수건을 잡는다. 손목이 꺾어지지 않도록 주의한다.

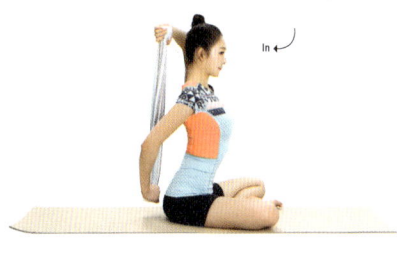

3
고개가 숙여지지 않도록 주의하며 어깨와 팔꿈치를 가볍게 뒤로 밀어준다.

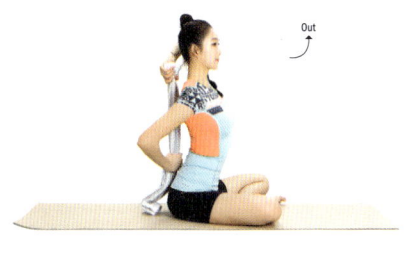

4
천천히 내쉬는 숨에 오른손과 왼손의 간격이 좁혀지도록 잡고 있는 수건을 좁힌다. 가능한 만큼 실행한 다음, 호흡과 함께 30초간 유지한다. 제자리로 돌아와 반대쪽도 같은 방법으로 실행하며 좌우 한 번씩 더 반복한다.

Point 난이도 ★★
전체 1세트 2회 반복

어깨와 등의 자세를 바로잡고 이완시켜 팔과 손목의 긴장을 풀어주고 통증을 감소시키는 데 도움이 된다. 상체의 스트레스를 이완시키고, 굽은 어깨와 가슴을 열어주며 컨디션을 상승시킨다.

Aroma Therapy

손목 통증을 위한 오일 마사지

준비물 : 블렌딩한 오일

(**베이스 오일** 호호바 오일 10㎖ + 해바라기씨 오일 10㎖, **에센셜 오일** 블랙페퍼 오일 2방울 + 페퍼민트 오일 1방울 + 오렌지 오일 3방울)

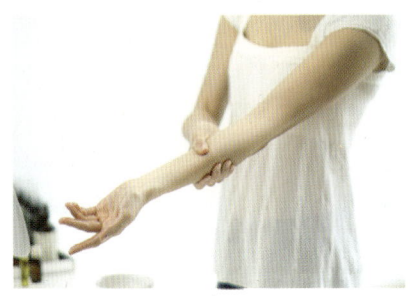

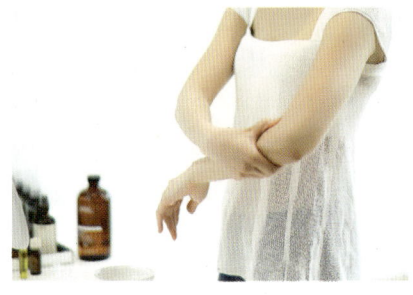

1. 베이스 오일에 에센셜 오일을 순서대로 떨어뜨리고 잘 섞는다. 옷에 오일이 묻지 않도록 양쪽 팔을 걷고 왼쪽 팔꿈치 아래에 오일을 충분히 묻힌다.

2. 왼쪽 손등이 하늘을 바라보는 상태에서 오른쪽 엄지손가락이 위로 올라가도록 팔꿈치 바로 아래부터 손목 끝까지 쓸어내듯 마사지한다. 가볍게 강약을 주며 호흡과 함께 20회 반복한다. 반대쪽도 같은 방법으로 실행한다.

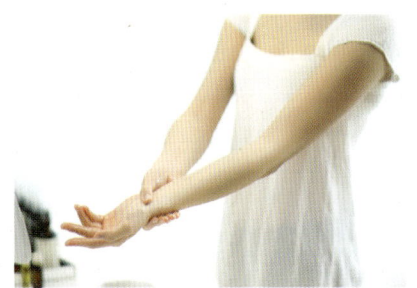

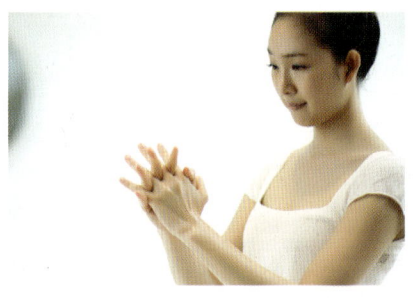

3. 왼쪽 손바닥이 하늘을 바라보는 상태에서 오른쪽 엄지손가락이 위로 올라가도록 하여, 팔꿈치 바로 아래부터 손목 끝까지 쓸어내듯 마사지한다. 호흡과 함께 20회 반복하며 반대쪽도 같은 방법으로 실행한다.

4. 상체를 펴고 양손을 깍지 끼고 남은 오일로 손가락만 차례대로 폈다 굽혔다 하면서 손가락 사이사이를 마사지한다.

☞ 페퍼민트 오일은 통증 완화에 효과가 있다. 사용하자마자 바로 쿨링감이 느껴지기 때문에 함께 블렌딩해서 사용하면 좋다. 블랙페퍼와 페퍼민트 오일의 조합이 강하기 때문에 여기에 오렌지 오일을 추가로 블렌딩하면 가볍고 신선한 느낌을 줄 수 있다. 오렌지 오일이 아니라도 시트러스 계열의 오일을 사용해도 된다.

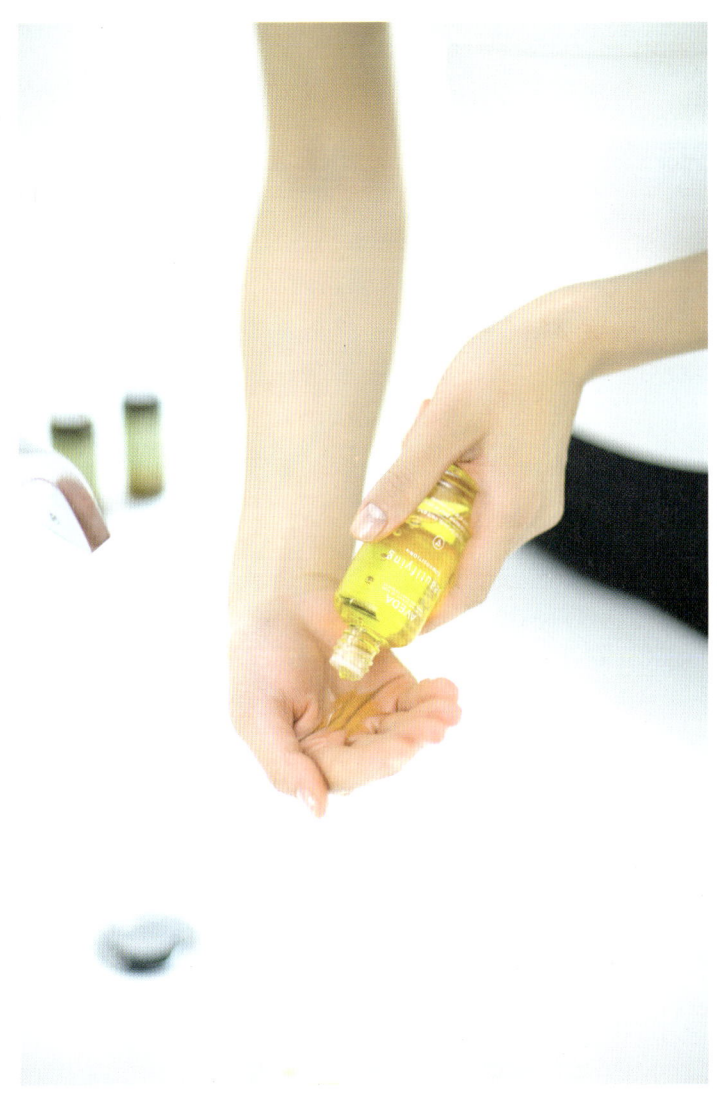

몸이 가벼워지는 요가 테라피

Case #6

감기 몸살

감기는 평생 200~300번이나 걸릴 만큼 흔한 급성 질환 중 하나다. 요즘에는 점점 세균과 바이러스가 강해지고 사람들의 면역력은 떨어져 감기에 걸리면 잘 낫지 않는다. 보통은 자연 치유되지만 2차 바이러스로 이어지거나 폐렴 등의 합병증이 생길 수 있다. 감기에 걸리는 원인은 매우 다양하지만, 보통 면역력이 떨어졌을 때 과로하면 몸살을 동반한 감기 증상이 오기 쉽다.

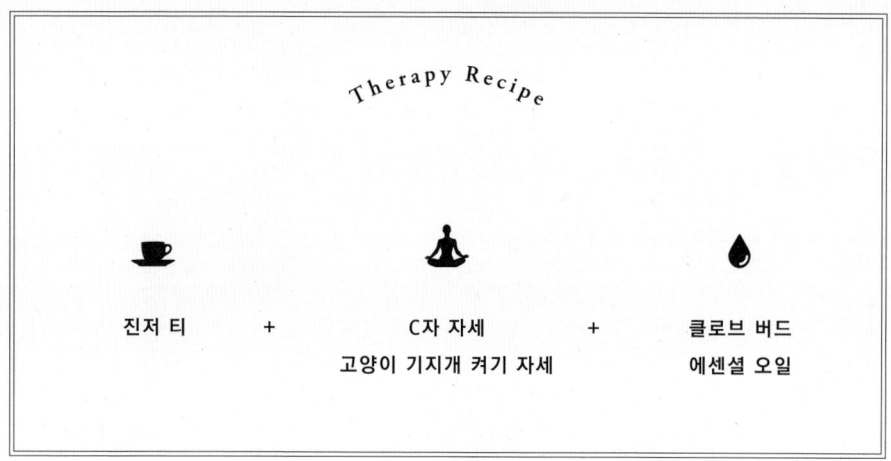

Therapy Recipe

진저 티 + C자 자세 / 고양이 기지개 켜기 자세 + 클로브 버드 에센셜 오일

Tea 진저 Ginger

생강은 13~14세기부터 후추와 함께 가장 많이 교역되는 향신료였다. 아유르베다 요법에서는 생강으로 콜레라, 식욕 부진, 간의 염증을 치료했으며 고대 인도와 중국의 허브 테라피스트들은 심신을 보양하는 데 사용했다. 생강차는 몸을 따뜻하게 해주고 면역력을 증가시켜 감기, 인플루엔자, 오한에 효과적이다. 감기의 초기 증상 때 먹으면 열을 식히고 식욕을 돋게 하고, 기력을 회복시킨다. 속이 메스꺼울 때 마시면 위를 편안하게 해준다.

Oil 클로브 버드 Clove Bud

클로브 버드 오일은 말린 꽃봉오리를 물이나 증기 증류법으로 추출하며 묵직하면서도 신선하고 활력이 느껴지는 향이 난다. 르네상스 시대에는 피부병과 전염병을 예방하는 데 사용하였으며, 치통을 경감시키는 것으로 알려져 있다. 클로브 버드에는 유게놀 Eugenol 함량이 높아 방부성이 뛰어난데, 이 때문에 몸살과 감기 예방에 효과적이다. 냉기를 쫓아 몸을 따뜻하게 데워주고 심신을 강장하는 기능이 있다.

Warning 유게놀 함량이 높고 구강 독성이 있으므로 피부에 직접 사용하지 않는다.

Recommend 발향, 증기 흡입

Yoga C자 자세

1
바르게 다리를 펴고 앉아서 다리를 모으고 발목을 완전히 당긴다. 양손은 앞에서 깍지 끼고 마시는 숨에 허리를 길게 편다.

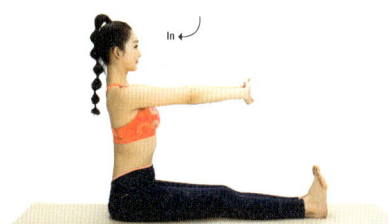

2
내쉬는 숨에 발등을 밖으로 뻗으며 손을 안에서 밖으로 뒤집어 몸을 동그랗게 말아준다. 턱을 끌어당겨 시선은 배꼽을 바라본다. 호흡과 함께 10초간 유지하며 제자리로 돌아와 호흡과 함께 5회 반복한다.

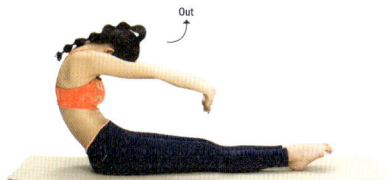

3

제자리로 돌아와 양반다리를 한다. 양손은 앞으로 뻗는다.

4

마시고 내쉬는 숨에 이마를 바닥으로 떨어뜨리고 양손은 앞으로 길게 뻗는다. 이때 이마가 바닥에 닿지 않아도 좋으니 내쉬는 숨마다 무게를 실어 가볍게 떨어뜨린다. 호흡과 함께 20초간 유지한다. 제자리로 돌아와 다리의 방향을 바꿔 같은 방법으로 실행한다(자극이 좀 더 필요한 경우 엉덩이를 움직여 뒤꿈치와 멀어지게 한다).

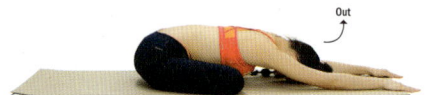

Point 난이도 ★
전체 1세트 2회 반복

감기로 약해진 컨디션을 상승시키는 자세다. 전신을 이완시키고 몸을 따뜻하게 해준다. 이 자세를 하고 나면 기분이 좋아지고 몸의 에너지를 충분히 끌어 올릴 수 있다.

Yoga   고양이 기지개 켜기 자세

1

어깨 아래 손목, 엉덩이 아래 무릎이 오도록 몸을 ㄷ자로 만든다. 발끝은 세운다.

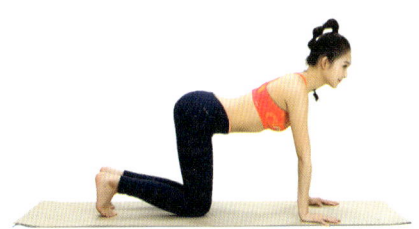

2

양손을 길게 앞으로 뻗어 이마를 바닥에 대고, 등과 겨드랑이를 지그시 눌러준다. 잠시 호흡한다.

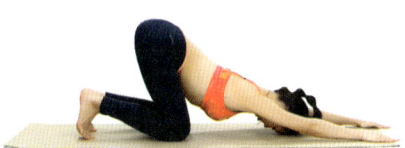

목이나 어깨가 불편한 경우 조심해서 실행한다.

3

오른손으로 바닥을 짚고 왼손을 오른쪽 가슴 옆으로 빼준다. 왼쪽 뺨을 바닥에 댄다.

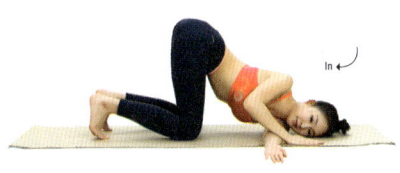

4

마시고 내쉬는 숨에 오른쪽 팔과 가슴을 자연스럽게 열어내며 몸을 가볍게 오른쪽으로 비튼다. 호흡과 함께 30초간 유지한다. 반대쪽도 같은 방법으로 실행한다.

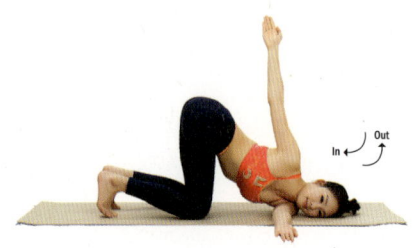

5

태아 자세로 휴식한다.

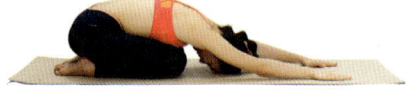

Point 난이도 ★★
전체 1세트 2회 반복

몸의 스트레스를 풀고 저항력을 길러주는 자세다. 신진대사의 흐름을 돕고 몸을 따뜻하게 하며 원기 회복을 돕는다. 기분이 상쾌해지고 전신의 피로가 풀리며 숙면을 유도한다.

Aroma Therapy

감기 몸살을 위한 오일 발향법

준비물 : 오일 버너, 물, 에센셜 오일(클로브 버드 오일 3방울 + 시나몬 오일 2방울 + 오렌지 오일 5방울)

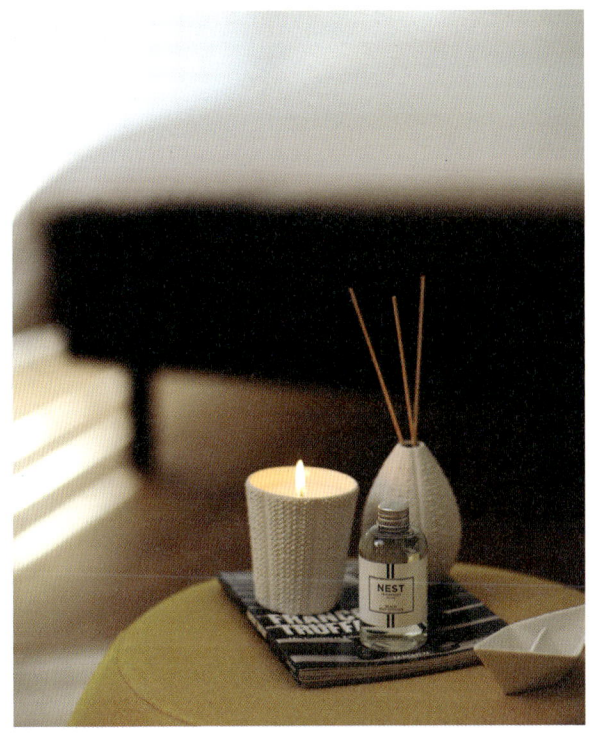

1. 창문을 열고 공기를 정화시킨 다음, 다시 창문을 닫아 공기를 따뜻하게 데운다.
2. 오일 버너 위에 물을 조금 담고 초를 아래에 넣는다.
3. 물에 클로브 버드 오일, 시나몬 오일, 오렌지 오일을 순서대로 떨어뜨린 다음 초에 불을 켜고 15~30분 동안 둔다. 초가 타는 동안 자리를 비우지 말고 물이 마르지 않도록 확인한다.
4. 편하게 휴식을 취하며 깊게 호흡을 유지한다. 집 안에 향기와 에너지가 은은하게 남아 있는 것을 느낄 수 있다.

☞ 시나몬 오일은 항균 역할이 강하고 방부성이 뛰어나 바이러스 감염 및 전염성 질병에 효과적이다. 신체의 순환을 촉진하고 몸을 따뜻하게 해줘서 몸살, 오한, 열이 날 때 클로브 버드 오일과 함께 사용하면 도움이 된다. 시트러스 계열의 에센셜 오일을 추가하면 좀 더 부드러운 향이 난다.

☞ 시나몬 오일을 발향이 아닌 외상으로 사용할 경우에는 0.1% 미만으로 희석해야 한다.

☞ 버너가 없을 때는 컵에 뜨거운 물을 담고 블렌딩한 오일을 떨어뜨려 두면 같은 효과를 낸다.

Case #7

소화불량

소화불량은 복부 위쪽에 나타나는 만성적이고 주기적인 복통과 불쾌감을 말한다. 소화불량의 원인은 잘못된 식습관, 구부정한 자세, 잦은 음주, 수면 장애, 운동 부족 등 다양하지만, 최근에는 스트레스로 인한 경우가 대부분이다. 소화불량은 음식에 대한 두려움을 키우고 피부 트러블, 변비, 입 냄새의 원인이 되며, 만성으로 발전할 경우 위염이나 위궤양 등의 위장 질환이 나타날 수 있다.

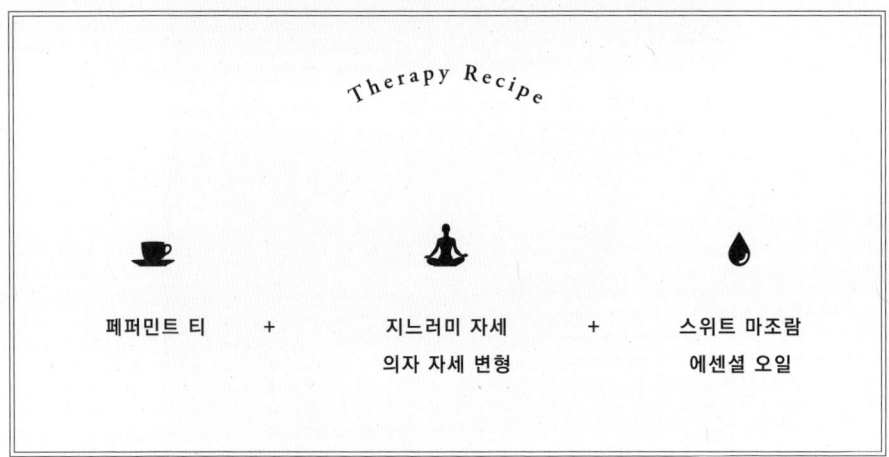

Tea 페퍼민트 Peppermint

페퍼민트는 민트류 중에서 식용이나 아로마 테라피로 사용하기에 가장 적합하며, 멘톨의 독특한 향 때문에 상큼한 맛을 내는 음식에 많이 사용된다. 페퍼민트 차는 소화액의 흐름을 도와 가스를 배출하고, 과식이나 속 쓰림, 메스꺼움 등의 증상을 완화해준다. 청량한 맛과 향이 입안을 개운하게 해줘 식후에 마시면 좋으며, 졸음을 쫓고 몸과 마음을 정화시키는 데 도움이 된다.
Warning 임신을 했거나 수유 중이면 많이 마시지 않는 것이 좋다.

Oil 스위트 마조람 Sweet Marjoram

지중해가 원산지인 스위트 마조람은 말린 잎과 꽃대를 증기 증류법으로 오일을 추출하며, 전통적으로 향신료, 민간 치료에 사용되어 왔다. 몸을 따뜻하게 해주고 경련과 통증을 완화하는 효과가 있어 근육통이나 생리통에 좋다. 특히 기를 순환시키면서 내장의 연동운동을 자극하고 강화시켜 복통이나 소화불량, 변비에 효과적이다. 스위트 마조람은 교감신경은 낮추고 부교감신경을 자극해 스트레스 관련 증상과 두통 및 편두통을 완화시킨다.
Warning 임산부와 저혈압 환자는 사용하면 안 된다.

Yoga 지느러미 자세

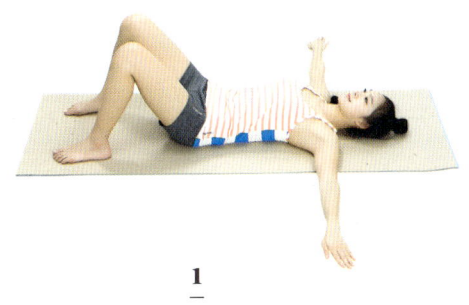

1

누워서 양손은 열십자로 벌리고 양 무릎은 골반 너비로 벌려 세운다.

반드시 호흡과 함께 실행해서
복부를 중심으로 장기 전체가
부드럽게 움직일 수 있도록 한다.

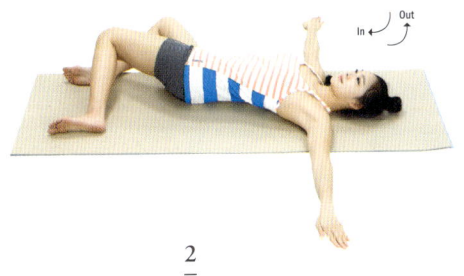

2

마시고 내쉬는 숨에 양 무릎을 오른쪽으로 쓰러뜨린다. 마시는 숨에 제자리로 돌아와 이번에는 왼쪽으로 쓰러뜨린다. 자신의 호흡과 리듬에 따라 좌우 1세트로 총 10회 반복한다.

Point 난이도 ★ 장기를 부드럽게 움직이고 마사지해 불편하고 답답한 복부를 편안하게 만들어준다. 이 자
전체 1세트 2회 반복 세가 적응되면 복식호흡으로 자세를 유지해보자.

Yoga 의자 자세 변형 or 웃카타아사나 변형 Utkatasana Variation

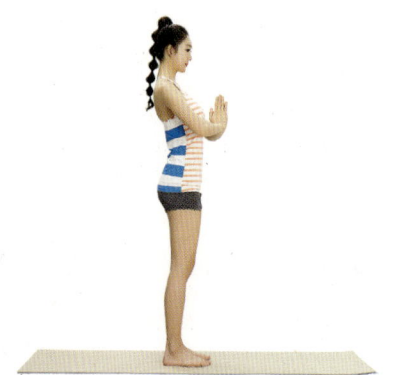

1

바르게 서서 두 다리는 주먹 하나 정도만큼 벌리고 양손은 가슴 앞에서 합장한다(이때 발바닥 전체에 체중을 골고루 실어준다).

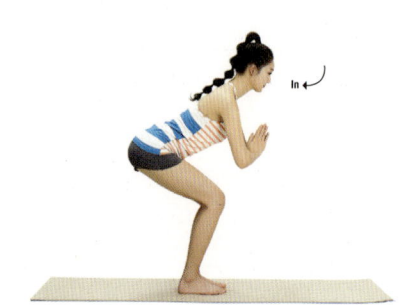

2

마시는 숨에 뒤에 의자가 있는 듯 무릎을 접는다. 엉덩이를 가볍게 뒤로 빼 허리를 곧게 펴며 무릎이 발끝을 넘어가지 않도록 한다.

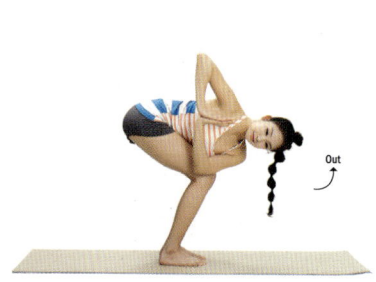

3

내쉬는 숨에 상체를 오른쪽으로 틀어 왼쪽 팔꿈치를 오른쪽 무릎에 기댄다. 왼쪽 팔꿈치와 오른쪽 무릎 바깥쪽이 서로 밀어내며 내쉬는 숨마다 상체를 오른쪽으로 회전시킨다. 시선은 자연스럽게 오른쪽 바닥을 바라보며 깊게 호흡하며 30초간 유지한다.

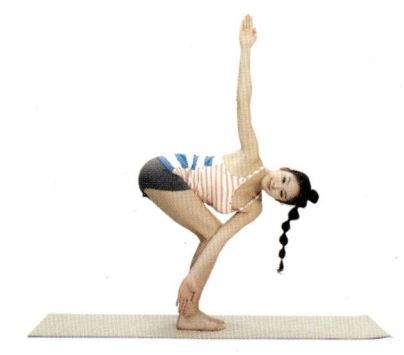

4

가능하면 그대로 양 팔꿈치를 완전히 펴고 호흡을 더 깊게 하며 좀 더 강하게 비틀어준다. 제자리로 돌아와 반대쪽도 같은 방법으로 실행한다.

Point 난이도 ★★
전체 1세트 2회 반복

장기와 복부 전체를 부드럽게 수축해서 마사지함으로써 소화를 촉진하는 데 도움이 된다. 가능하다면 복식호흡을 유지할 수 있도록 한다.

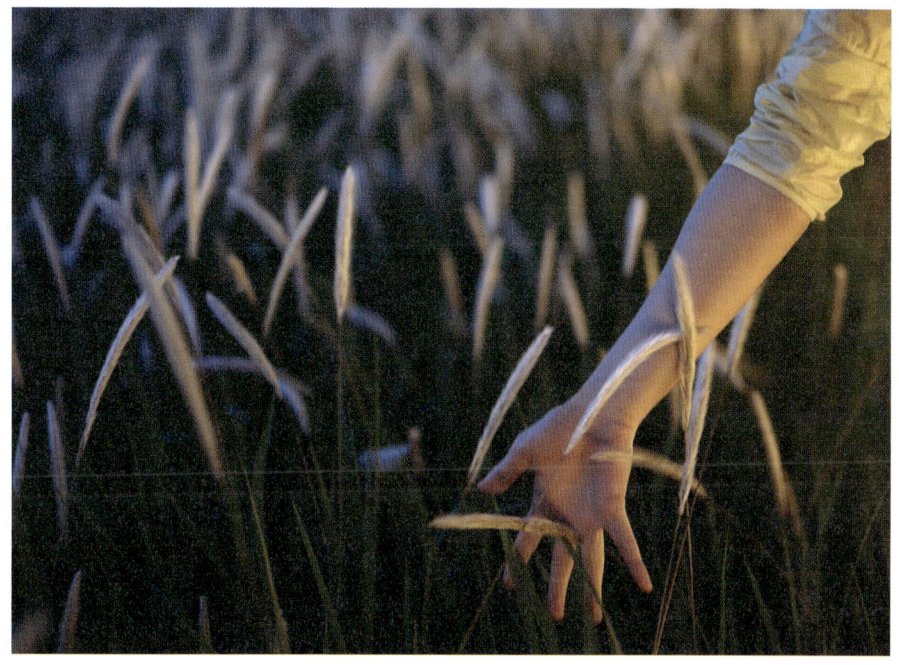

Tip 소화에 좋은 정뇌 호흡

1. 무릎을 접고 앉는다. 한 손은 복부 위로 가볍게 올리고 한 손은 입 앞으로 가져간다.

2. 바람이 빠진 풍선의 바람을 모조리 빼는 느낌으로 입으로 호흡을 깊게 내뱉어 복부를 수축시킨다.

3. 코로 숨을 마시면서 배가 풍선이라고 생각하고 천천히 부풀린다. 이때 손이 가볍게 밀리는 듯한 느낌을 받는다면 호흡이 조금 쉬워진다.

4. 내쉬는 숨에 입으로 '후' 하고 크게 내뱉으며 풍선을 꺼뜨리듯 손으로는 가볍게 배를 눌러준다. 복부를 강하게 수축한다. 아주 천천히 10회 반복한다.

5. 호흡에 적응되면 이번에는 빠르게 10회 반복한다.

Point 코로 마시고 입으로 깊고 크게 내뱉어 복부를 강하게 수축, 위장의 연동운동과 소화를 돕는 호흡법이다. 처음엔 현기증이 날 정도로 어렵지만 꾸준한 반복하면 좋은 효과를 얻을 수 있다. 내쉬는 숨에 집중해서 주 2~3회 100회씩 반복해보자.

Case #8

변비

일주일에 2회 이하로 화장실을 가거나 배변 시 통증이 있고 양이 너무 적으며 배변 후에도 시원하지 못한 느낌이 든다면 변비 증상이다. 변비는 대장에 수분이 충분하지 않거나 대장 운동이 원활하지 못할 때 생긴다. 또한 올바르지 않은 식습관, 식이섬유 부족, 무리한 다이어트, 운동 부족, 스트레스, 오래 앉아 있는 습관, 꽉 조이는 옷 등이 변비의 원인으로 알려져 있으며 특히 여성들에게서 많이 나타난다.

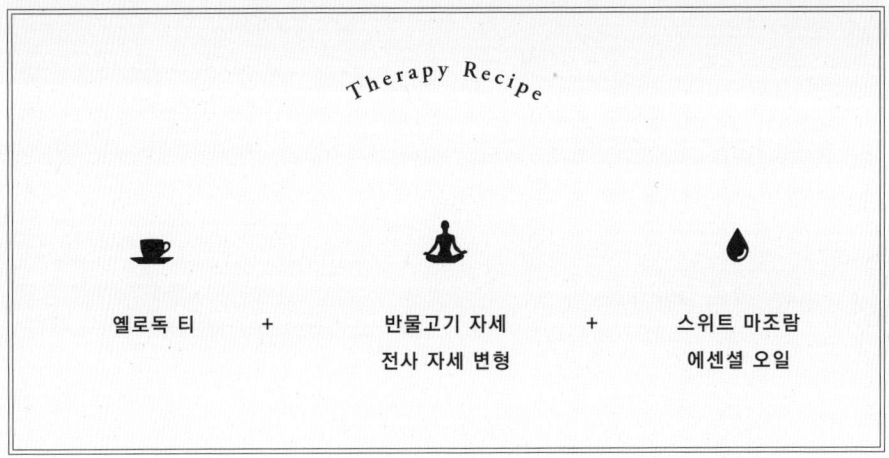

Tea 옐로독 Yellow Dock

우리나라에서는 소리쟁이, 소루쟁이로 불리는 식물로 오래전부터 한약재, 민간요법에서 많이 사용했으며, 나물로 많이 먹는다. 습하고 거친 땅에서도 잘 자라며 번식력이 강한 것이 특징이다. 말린 뿌리를 이용해 티로 마시는데 장을 부드럽게 자극해 변비를 완화하고, 꾸준히 복용하면 숙변을 제거해 대장을 깨끗하게 만들어준다. 해독 작용과 피부 질환에 효과적이며 철분이 많이 들어 있어 빈혈에도 좋다.

Oil 스위트 마조람 Sweet Marjoram

지중해가 원산지인 스위트 마조람은 말린 잎과 꽃대를 증기 증류법으로 오일을 추출하며, 전통적으로 향신료, 민간치료에 사용되어 왔다. 몸을 따뜻하게 해주고 경련과 통증을 완화하는 효과가 있어 근육통이나 생리통에 좋다. 특히 기를 순환시키면서 내장의 연동운동을 자극하고 강화시켜 복통이나 소화불량, 변비에 효과적이다. 스위트 마조람은 교감신경은 낮추고 부교감신경을 자극해 스트레스 관련 증상과 두통 및 편두통을 완화시킨다.
Warning 임산부와 저혈압 환자는 사용하면 안 된다.

Yoga 반물고기 자세 or 마리챠아사나 변형 Marichyasana Variation

1

두 다리를 펴고 바르게 앉는다. 왼쪽 무릎을 접어 오른쪽 다리 바깥으로 넘긴다.

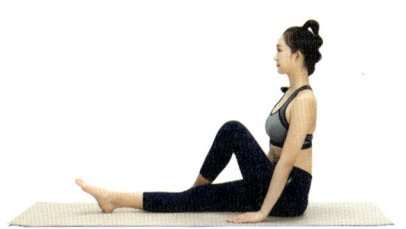

2

왼손은 엉덩이 뒤쪽을 짚고 오른쪽 팔꿈치를 왼쪽 무릎 바깥쪽에 기댄다. 이때 발목은 힘을 뺀다. 마시는 숨에 왼손은 바닥을 밀어내며 척추를 길게 펴고 오른쪽 발등은 길게 뻗는다.

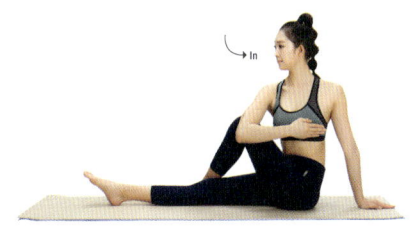

3

내쉬는 숨에 오른쪽 팔꿈치와 왼쪽 무릎을 서로 밀어내며 상체를 비틀어준다. 시선은 자연스럽게 뒤로 따라가고 가능하면 복식호흡을 하며 30초간 유지한다. 제자리로 돌아와 반대쪽도 같은 방법으로 실행한다(팔꿈치와 무릎 바깥쪽이 서로 밀어내는 힘을 균등하게 유지해 다리가 밀리거나 쓰러지지 않도록 한다).

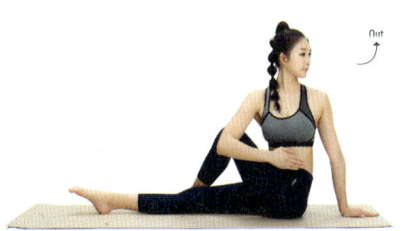

Point 난이도 ★
전체 1세트 2회 반복

장기를 부드럽게 마사지하고 복부 아래까지 자극해 소화불량과 변비 해소에 도움이 된다. 반드시 복식호흡을 하면서 실행한다.

Yoga 전사 자세 변형 or 비라바드라아사나 변형 Virabhadrasana Variation

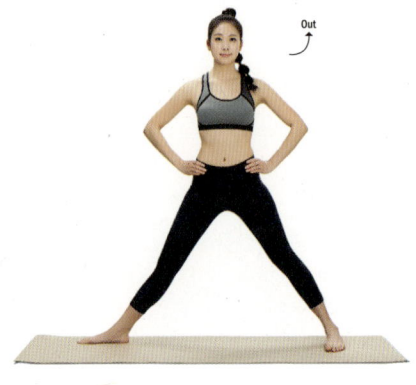

1

바르게 서서 다리를 어깨 너비보다 2.5배 넓게 벌린다. 오른쪽 발끝은 완전하게 바깥으로 열고 왼쪽 발끝은 안쪽으로 살짝 닫는다. 이때 뒤꿈치끼리 일직선을 만든다.

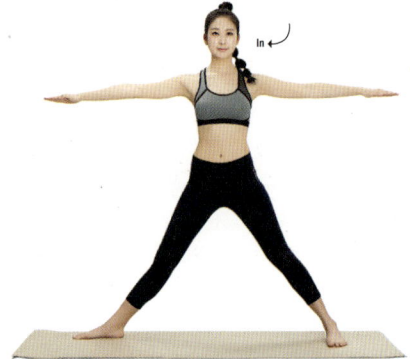

2

골반이 정면을 바라볼 수 있도록 하체를 고정하고 양손을 열십자로 벌린다.

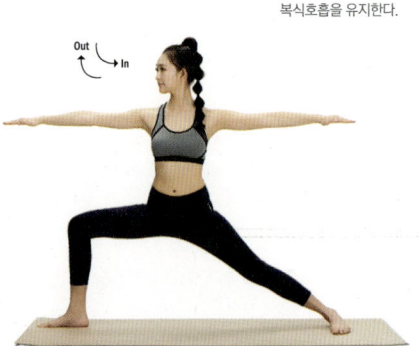

복식호흡을 유지한다.

3

마시고 내쉬는 숨에 오른쪽 무릎을 90도로 접는다. 이때 상체가 따라가지 않도록 주의하며 어깨는 긴장을 풀고, 시선은 오른쪽 손끝을 따라간다. 호흡과 함께 20초간 유지한다.

4

마시는 숨에 상체를 오른쪽으로 기울여 오른쪽 팔꿈치를 오른쪽 허벅지 위에 걸친다. 이때 체중이 오른쪽 다리에만 집중되지 않도록 하며, 팔꿈치는 하체에 기대지 말고 허벅지를 지그시 밀어내듯 하며 시선은 바닥을 바라본다.

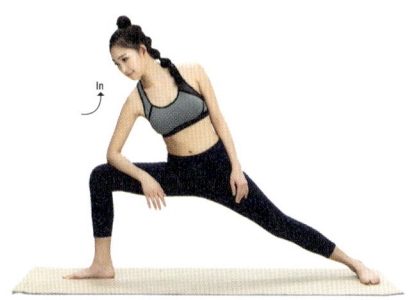

5

내쉬는 숨에 왼쪽 팔을 귀 위로 뻗고 시선은 바닥을 바라본 상태로 호흡과 함께 20초간 유지한다. 세 자리로 돌아와 반대쪽도 같은 방법으로 실행한다.

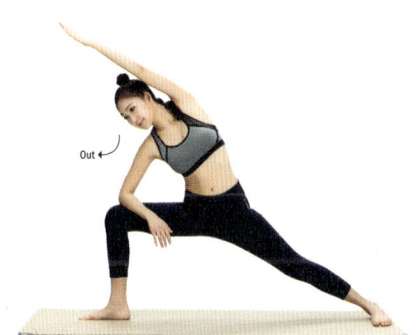

Point   난이도 ★★
전체 1세트 2회 반복

장의 연동운동을 도와 소화불량을 완화하는 동시에 복부 아래쪽을 자극하여 변비 해소에 도움이 된다. 반드시 복식호흡을 함께 해야 효과적이다.

Aroma Therapy

소화불량과 변비 완화를 위한 복부 마사지

준비물 : 블렌딩한 오일

(**베이스 오일** 호호바 오일 10㎖ + 살구씨 오일 10㎖, **에센셜 오일** 마조람 오일 3방울 + 펜넬 오일 1방울 + 페퍼민트 오일 1방울)

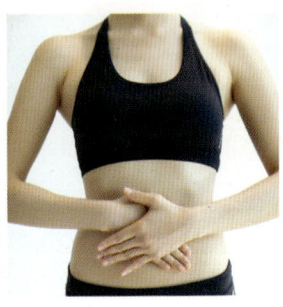

1. 편안하게 앉은 상태에서 블렌딩한 오일을 손바닥 위에 충분히 묻힌다. 오일을 묻힌 손을 복부에 올리고 그 위로 나머지 손도 포갠다.

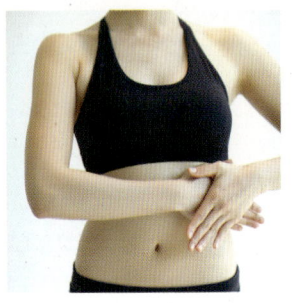

2. 천천히 호흡과 함께 시계 방향으로 복부를 마사지한다. 가볍게 누르는 듯한 느낌으로 마사지하며 30회 반복한다. 가능하면 손을 바꿔 똑같이 시계 방향으로 30회 반복한다.

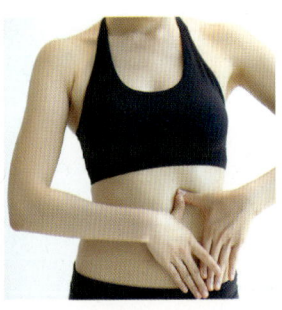

3. 양 손가락을 사용해 명치에서 갈비뼈 방향으로 가볍게 쓸어주듯 마사지한다. 호흡과 함께 20회 반복한다.

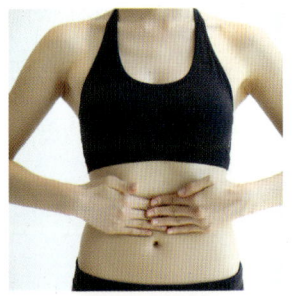

4. 양손을 포개어 명치에서부터 아래쪽으로 길게 쓸어내린다. 호흡과 함께 20회 반복한다.

☞ 펜넬과 페퍼민트 오일 또한 내장의 연동운동을 돕고 가스를 제거하는 데 효과적이다. 마조람 오일과 함께 블렌딩하면 더욱 효과적이며 오일이 모두 없을 경우에는 둘 중 하나만 블렌딩해도 좋다.

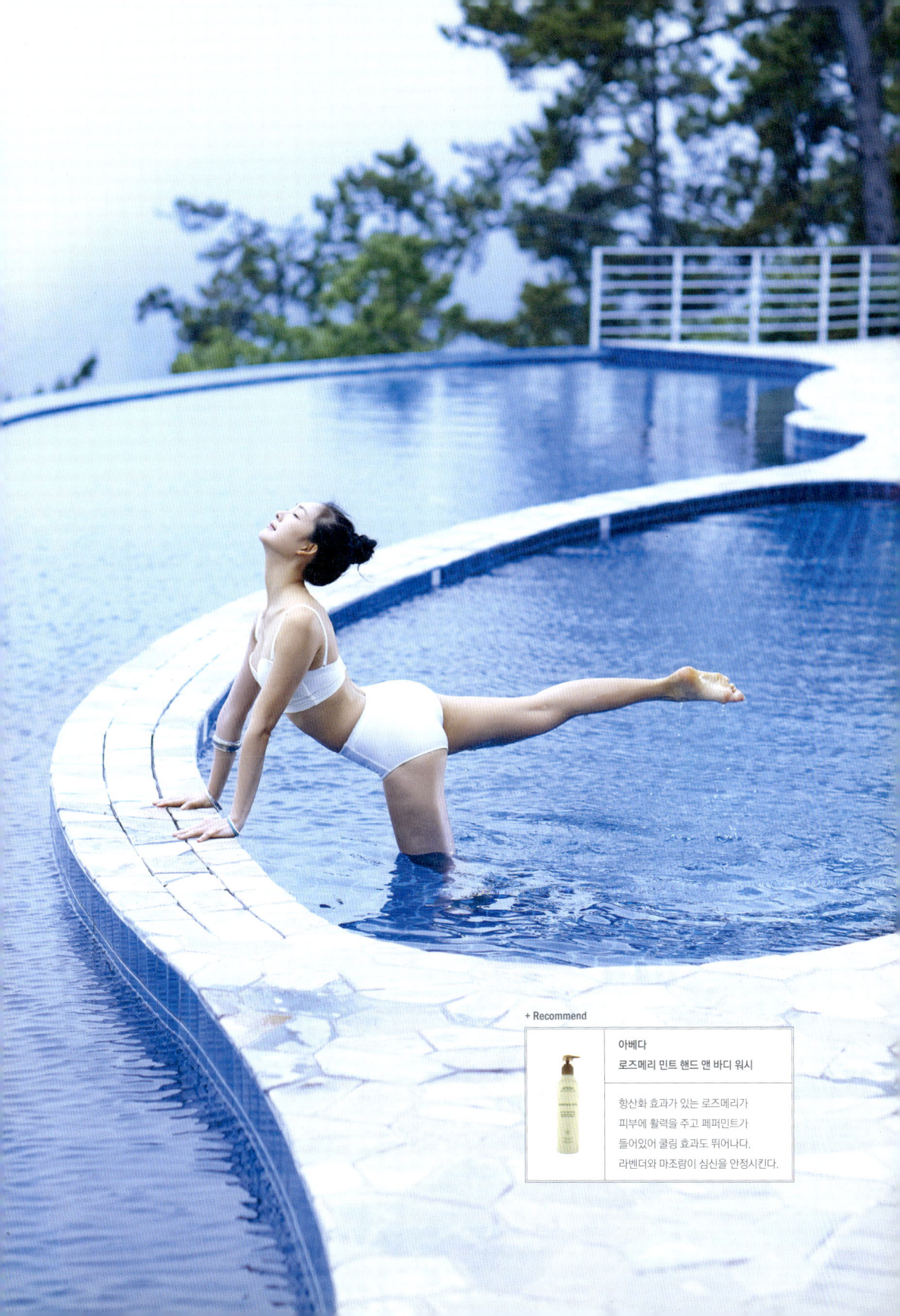

Case #9

생리전증후군과 생리통

생리를 시작하기 전부터 많은 여성이 불편함을 겪는데 생리 예정일을 기준으로 일주일, 빠르면 2주 전부터 증상이 나타난다. 아랫배 통증, 두통, 부종, 과식, 피로, 기분 변화 등 신체적, 심리적으로 변화를 겪는데, 대개는 생리가 시작되면서 증상이 사라진다. 단순한 생리통일 경우에는 몸의 순환, 특히 하복부와 골반의 혈액순환과 기의 흐름을 원활하게 해주면 완화된다.

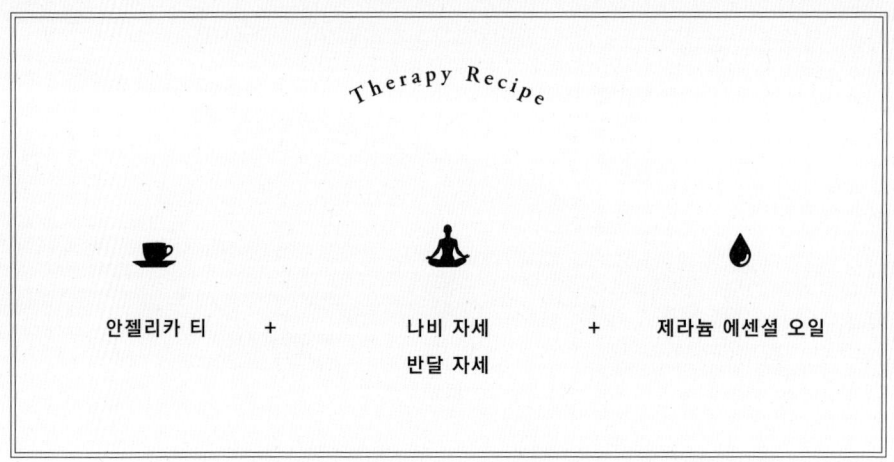

Tea 안젤리카 Angelica

당귀의 일종으로 전염병 예방, 혈액 정화, 만성 질병 치료에 뛰어나며, 중국에서는 생식력을 높이고 부인병을 치료하기 위해 사용되었다. 특히 뿌리에 강한 약효가 있는데, 음기를 배출해 몸을 따뜻하게 해주고 여성호르몬의 조절을 도와 생리전증후군이나 생리통, 생리 주기 조절에 효과적이다. 안젤리카 티의 향은 쓰고 강하지만 몸과 마음에 에너지를 불어넣고 감기 증상의 완화, 기관지 염증에도 좋다.
Warning 임산부는 음용하지 않는다.

Oil 제라늄 Geranium

쥐손이풀과로 잎과 줄기에서 증기 증류법으로 추출하는 제라늄 오일은 신선한 장미 향과 풀 향이 난다. 기의 흐름을 조절하고 강화함으로써 스트레스 관련 증상을 완화한다. 특히 여성호르몬과 관련된 질환에 효과적으로, 생리 전후에 나타나는 증상과 폐경기 증상을 완화한다. 수분대사를 조절해 스트레스와 우울 등의 감정 변화를 최소화하는 효능이 있다.
Warning 임산부는 사용하지 않는다. 피부 타입에 따라 자극을 줄 수 있다.

Yoga   나비 자세 or 받다 코나아사나 Baddha Konasana

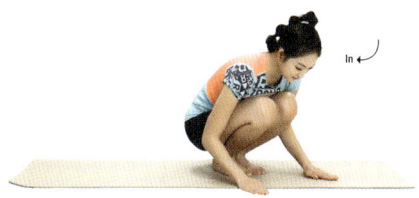

1

발을 모은 다음 엉덩이를 들고 쪼그려 앉는다.

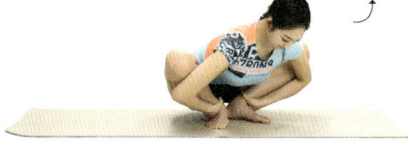

2

발뒤꿈치끼리 완전히 붙이고 발끝을 45도 각도로 벌린 다음 무릎을 벌린다. 상체를 다리 사이로 숙여 양손으로 발목을 잡고 팔꿈치를 무릎 아래쪽에 걸친다.

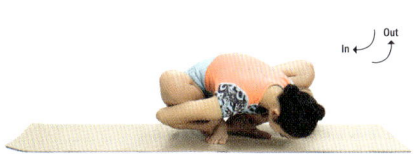

3

마시고 내쉬는 숨에 체중을 가볍게 앞으로 실어내듯 상체를 숙이고, 시선은 바닥을 바라본다. 팔꿈치는 가볍게 다리를 밀어 골반을 깊게 이완시킨다. 호흡과 함께 30초간 유지한다.

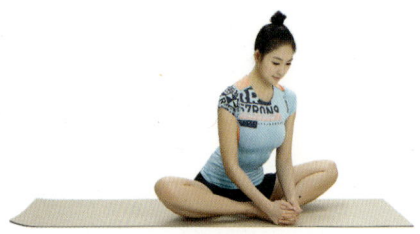
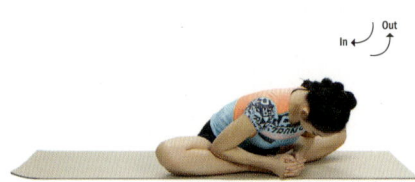

4
천천히 상체를 들고 양손을 풀어 엉덩이를 바닥에 내려놓는다. 그대로 무릎을 벌려 발바닥끼리 마주 보도록 맞대고 양손으로 발등을 잡아 발바닥이 벌어지지 않도록 단단히 잡는다(무릎의 높낮이가 다를 경우 수건을 말아 낮은 쪽 허벅지 아래 받쳐 좌우를 맞춘다).

5
마시는 숨에 허리를 펴고 내쉬는 숨에 골반을 앞뒤로 굴리듯 가능한 만큼 상체를 바닥으로 떨어뜨린다. 팔꿈치는 종아리나 허벅지에 기대어 지그시 밀어준다. 시선은 발끝을 바라보며 호흡과 함께 2분간 유지한다. 골반을 앞뒤로 굴리는 듯한 느낌을 유지한다.

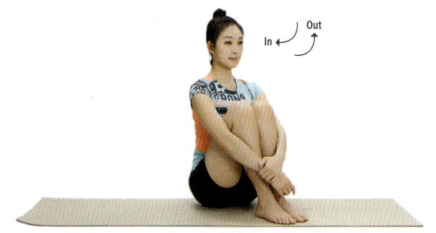

6
천천히 제자리로 돌아와 양 무릎을 모으고 잠시 호흡한다.

Point 난이도 ★★
전체 1세트 2회 반복

생리 전이나 생리 기간에 꾸준히 반복하면 허리와 골반의 혈액순환이 원활해진다. 허리와 골반을 충분히 이완시킴으로써 통증은 물론 심리적 불안감까지 줄여준다. 반드시 호흡과 함께 반복하며 차지 않은 바닥에서 실행한다.

Yoga 반달 자세 or 아르다 찬드라아사나 Ardha Chandrasana

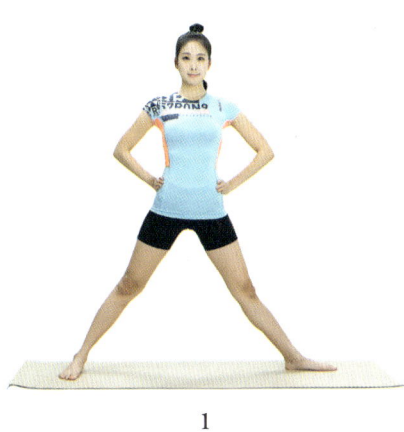

1

바르게 서서 다리를 어깨 너비보다 2.5배 넓게 벌린다. 양손은 허리를 잡고 왼쪽 발끝은 바깥쪽으로 완전히 열어준다.

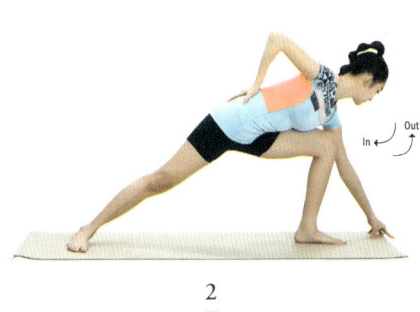

2

마시고 내쉬는 숨에 왼쪽 무릎을 접고 내려가 발끝에서 한 뼘 멀리 왼손을 세워 바닥을 짚는다.

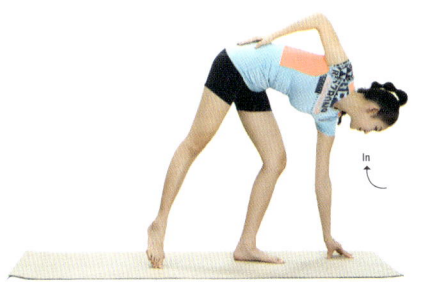

3

중심을 잡은 상태에서 오른쪽 다리를 가능한 만큼 안쪽으로 충분히 끌고 들어온다.

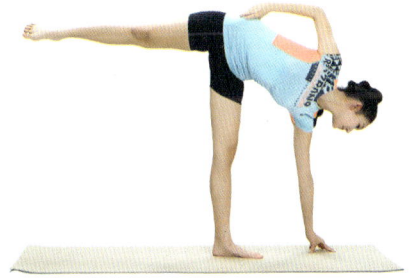

4

그 상태로 천천히 왼쪽 다리를 가능한 만큼 펴고 오른쪽 다리를 골반 높이만큼 들어 올린다. 발목은 힘을 빼고 시선은 바닥을 바라보며 호흡과 함께 1분간 유지한다.

초보자는 벽에 몸을 대고 실행한다.
자세가 제대로 안 되면 가능한 만큼만 실행한다.

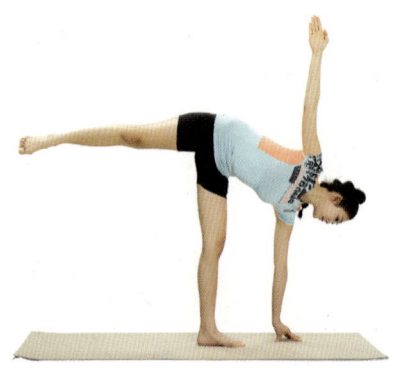 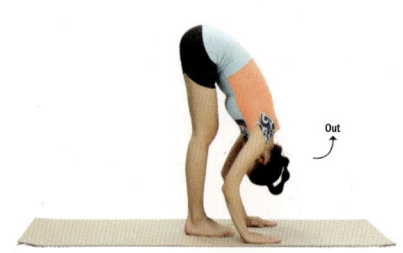

5

가능하다면 오른손을 하늘 위로 뻗는다. 손이 뒤쪽으로 빠지지 않도록 주의한다. 호흡과 함께 30초간 유지한다.

6

천천히 왼쪽 무릎을 접어 오른쪽 발을 왼발 옆으로 가져와 상체를 숙인 상태로 잠시 호흡한다. 두 다리는 가지런히 모으고 체중은 가볍게 앞으로 실어주며 목은 완전히 힘을 뺀다.

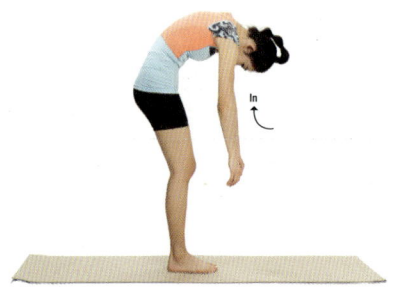

7

몸을 동그랗게 말면서 올라온다. 반대쪽도 같은 방법으로 실행한다.

Point 난이도 ★★ 골반과 허리의 혈액 흐름을 좋게 하여 생리통을 완화하는 데 도움이 된다. 골반을 자극하
전체 1세트 2회 반복 여 긴장된 자궁 근육을 부드럽게 풀어주고 생리전증후군에서 오는 다양한 감정 변화를 잡
아준다. 스트레스를 해소하며 컨디션을 상승시킨다.

Aroma therapy

생리전증후군과 생리통에 좋은 오일 마사지

준비물 : 블렌딩한 오일

(**베이스 오일** 호호바 오일 10㎖ + 이브닝 프림로즈 오일 10㎖, **에센셜 오일** 제라늄 오일 3방울 + 클라리 세이지 오일 3방울)

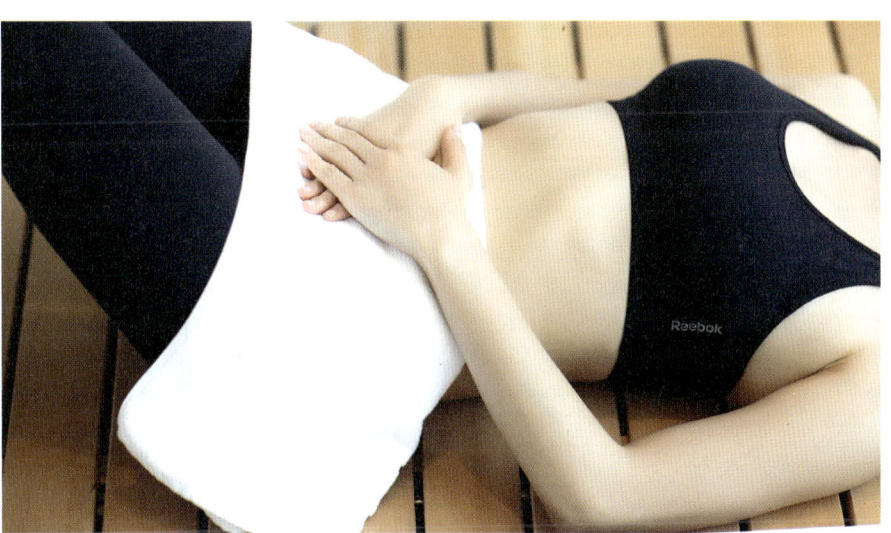

1. 베이스 오일에 에센셜 오일을 순서대로 떨어뜨린 다음 잘 섞는다. 편안하게 누워서 두 무릎을 세우고 옷을 걷는다.

2. 편한 손에 블렌딩한 오일을 충분히 바르고 하복부 위로 올린다. 나머지 손은 그 위에 포갠다.

3. 호흡과 함께 천천히 시계 방향으로 가볍게 마사지한다. 10분 이상 충분히 마사지하면서 열기로 따뜻해진 손으로 하복부를 지그시 감싸 자궁에 에너지를 불어넣는다.

4. 마사지가 끝나면 찜질팩이나 뜨거운 물을 담은 플라스틱 물병을 하복부에 올리고 30분 이상 충분히 휴식을 취한다.

☞ 클라리 세이지 오일은 여성호르몬을 조절하고 릴랙싱 효과가 있으며 기분을 좋게 만든다. 제라늄 오일과 블렌딩하면 더 큰 효과를 볼 수 있다. 생리 시작 2주 전부터 이틀에 한 번 정도 규칙적으로 마사지하면 좋다.

Case #10

요실금

요실금은 의지와 상관없이 소변이 새는 증상으로 40대 이상의 여성에게서 많이 나타난다. 대부분 출산과 노화로 골반 근육과 괄약근의 힘이 약해지고 탄력이 떨어져서 나타나는 증상이다. 최근에는 젊은 여성에게도 많이 나타나는데 스트레스, 소변을 오래 참는 습관, 카페인 과다 섭취 등이 원인이 되기도 한다.

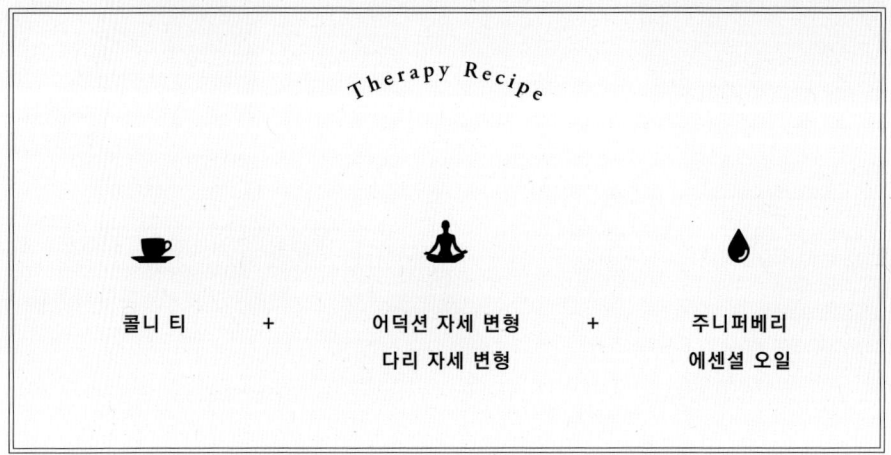

Therapy Recipe

콜니 티 + 어덕션 자세 변형 / 다리 자세 변형 + 주니퍼베리 에센셜 오일

Tea 콜니 Corni

콜니는 산수유로 3~4월에 꽃이 피고 초가을에 열매를 맺는다. 차는 열매의 씨를 바싹 말린 것을 사용하며 시고 단맛이 난다. 한의학에서는 신장과 방광의 기운이 약해지면 요실금 증상이 나타난다고 본다. 산수유는 요실금과 야뇨증을 없애는 데 효과적인데, 특히 음기와 양기를 모두 강화시켜 여성과 남성 모두에게 좋다고 알려져 있다. 보통 차나 달여서 먹고, 술을 담가 먹기도 한다.

Oil 주니퍼베리 Juniper Berry

측백나무과로 익은 열매를 으깬 후 건조시켜 증기 증류법으로 추출한다. 소나무와 비슷한 나무 향이 기분을 상쾌하게 만들고, 따뜻한 에너지를 불어넣는다. 주니퍼베리는 이뇨와 해독, 수렴 작용이 뛰어나 방광염, 요실금 등 비뇨, 생식기 계통에 주로 사용되어왔으며, 특히 잔뇨 증상에 매우 효과적이다. 정신적 정화 작용을 위해 사용되기도 하며 스트레스가 심할 때 밸런스를 맞추고 부정적 에너지를 몰아내는 역할을 한다.

Warning 임신 중이거나 신장 질환이 있는 경우 사용하지 않는다.
Recommend 좌욕, 마사지

Yoga   어덕션 자세 변형 or 우파비스타 코나아사나 변형 Upavistha Konasana Variation

1

편하게 앉아 다리를 가능한 만큼 벌린다. 양손은 바닥을 짚어 허리를 곧게 펴고 양 발등은 길게 뻗는다(다리가 많이 벌어지지 않으면 가능한 만큼 실행한다).

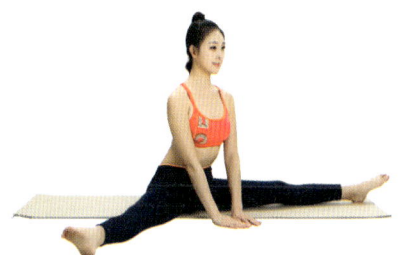

2

마시고 내쉬는 숨에 상체를 조금씩 바닥으로 내린다. 가능하면 팔꿈치를 바닥에 내려놓고 골반을 끊임없이 앞으로 굴리며 호흡과 함께 1분간 유지한다. 이때 자신의 리듬으로 회음부를 강하게 조였다가 풀기를 반복한다.

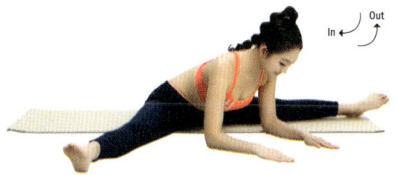

3

두 다리를 모으고 무릎을 세운다.

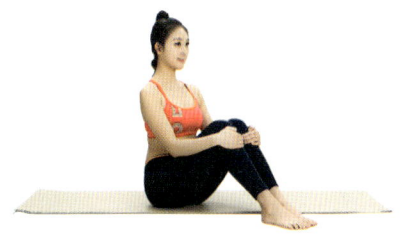

4

양팔은 팔짱을 끼고 체중을 뒤로 실어 두 다리를 가볍게 들어 올린다. 무게중심이 흩어지지 않은 상태로 무릎을 가능한 만큼 벌린다.

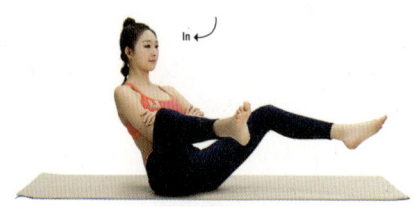

5

내쉬는 숨에 회음부와 허벅지 안쪽의 힘으로 두 다리를 모아준다. 두 무릎이 가볍게 닿을 정도로만 유지한다. 천천히 호흡과 함께 10회 반복한다(다리는 많이 벌리지 않아도 좋다. 다리를 모을 때는 반동이 아닌 허벅지 안쪽과 회음부에 힘을 주고 정확하게 실행한다).

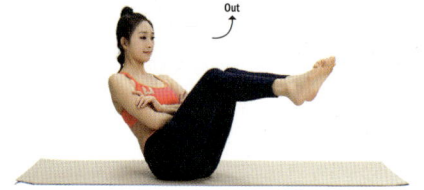

Point   난이도 ★★
전체 1세트 3회 반복

방광 주변의 골반 근육을 강화시키고 골반 저근 운동(케겔 운동)을 효과적으로 도와주는 동작으로 요실금을 예방하고 초기 증상을 개선한다. 반드시 호흡과 함께 회음부를 조였다 푸는 동작을 실행하자.

Yoga　다리 자세 변형

횟수보다는 정확하게
실행하는 것이 중요하다.

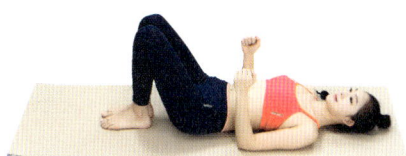

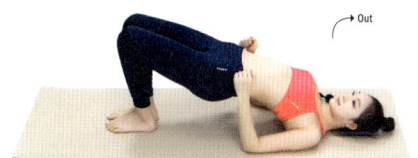

1

바르게 누워서 무릎을 세운다. 두 다리는 완전히 모으고 팔꿈치는 세운다.

2

내쉬는 숨에 팔꿈치로 바닥을 밀어내며 회음부를 강하게 조이고 엉덩이를 들어 올린다. 천천히 제자리로 돌아와 자신의 리듬을 타며 호흡과 함께 10회 반복한다(체중은 뒤꿈치로 실어주며 많이 들어 올리지 않아도 좋으니 무릎이 벌어지지 않도록 주의한다).

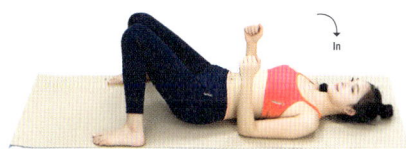

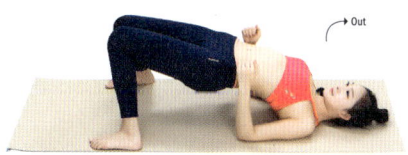

3

무릎을 완전히 모은 상태에서 두 발만 골반보다 조금 넓게 벌린다.

4

내쉬는 숨에 팔꿈치로 바닥을 밀어내며 회음부를 강하게 조이고 엉덩이를 들어 올린다. 천천히 제자리로 돌아와 자신의 리듬을 타며 호흡과 함께 10회 반복한다.

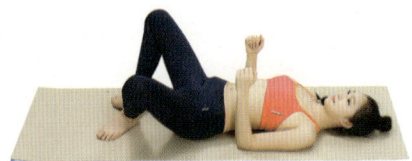

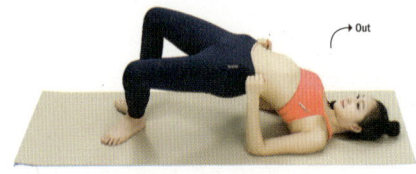

5

뒤꿈치를 붙인 상태에서 발끝을 45도 바깥으로 벌리고 무릎도 벌린다.

6

내쉬는 숨에 팔꿈치로 바닥을 밀어내며 회음부를 강하게 조이고 엉덩이를 들어 올린다. 천천히 제자리로 돌아와 자신의 리듬을 타며 호흡과 함께 10회 반복한다.

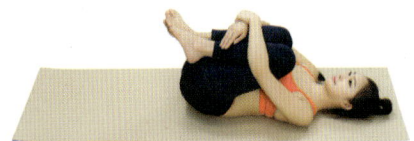

7

무릎을 끌어안고 잠시 호흡한다.

Point　난이도 ★★　　　내쉬는 숨마다 회음부를 강하게 조여야 효과가 높아진다. 요실금 증상을 완화해주며 질 수
　　　　전체 1세트 2회 반복　축을 도와 탄력을 유지하고 성 기능을 강화시킨다.

Aroma Therapy

요실금 예방을 위한 오일 좌욕법

준비물 : 블렌딩한 오일, 따뜻한 물
(**베이스 오일** 20㎖, **에센셜 오일** 베티버 오일 2방울 + 로즈 오일 1방울 + 주니퍼베리 오일 1방울)

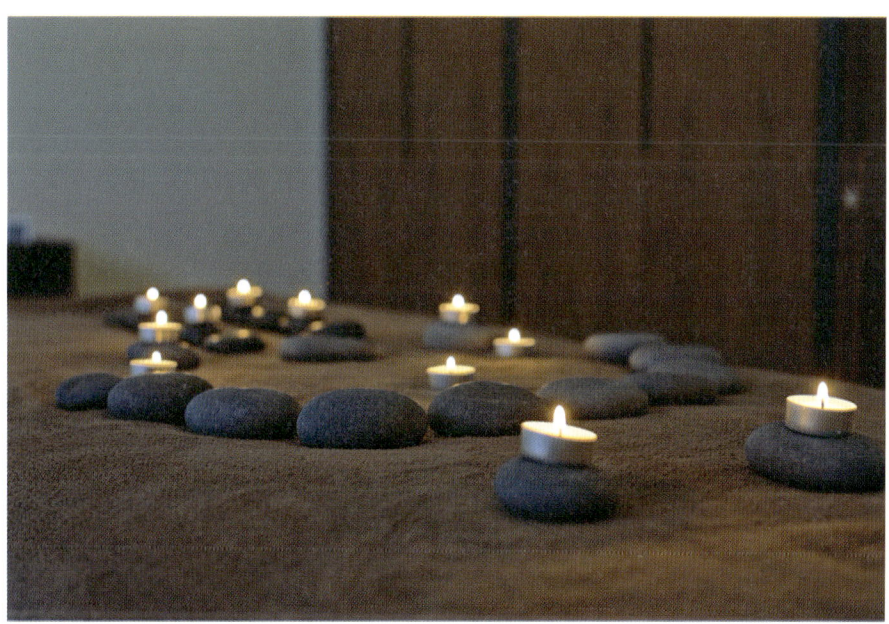

1. 세숫대야나 욕조에 엉덩이가 푹 잠길 양의 따뜻한 물을 채운다.

2. 원하는 베이스 오일 20㎖에 베티버 오일, 로즈 오일, 주니퍼베리 오일을 순서대로 떨어뜨려 잘 섞은 후 물에 넣고 풀어준다.

3. 엉덩이를 세숫대야나 욕조에 푹 담그고 호흡과 함께 괄약근을 조였다 푸는 것을 반복한다. 자신의 리듬에 맞게 실행한다. 5분 이상 유지하며 다 끝나면 수건으로 가볍게 물기만 닦는다.

☞ 베티버와 로즈 오일은 모두 여성을 위한 오일이다. 요실금 증상으로 인해 위축되어 있는 여성으로서의 자신감을 갖게 하고 활력과 에너지를 불어넣는다. 주 1회 실시한다. 좌욕이 어렵다면 블렌딩한 오일(베티버 오일 2방울, 로즈 오일 1방울, 라벤더 오일 1방울)을 회음 주변에 바른 후 요가 동작을 실행하는 것도 도움이 된다.

Case #11

하체가 무겁고 뻐근할 때

우리 몸 안의 혈액을 포함한 액체 성분은 중력의 작용으로 아래쪽으로 쏠리게 된다. 따라서 오래 앉아 있거나 서서 일하는 경우 자연히 하체에 부담이 간다. 자주 높은 신발을 신거나 꽉 조이는 하의를 입는 경우, 혹은 과체중이나 운동 부족일 때도 하체에 통증이 올 수 있다. 하체를 잘 이완해줘야 심장으로 가는 혈액의 흐름도 원활해지므로 신경 써서 관리하도록 한다.

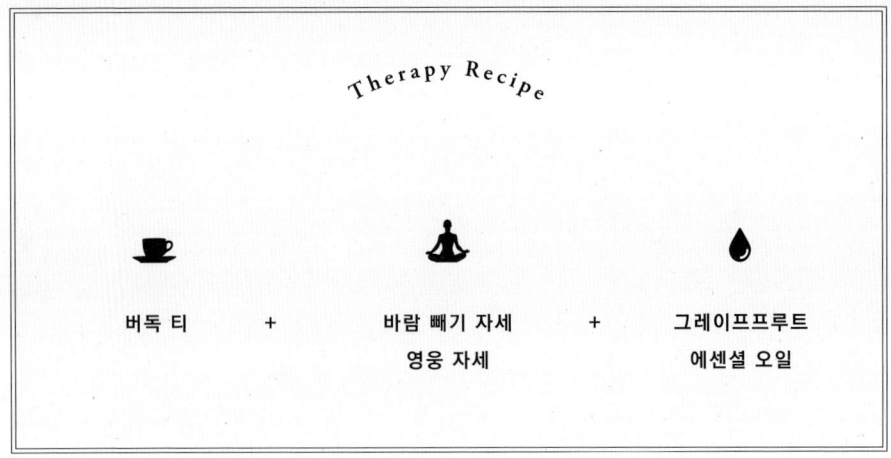

Therapy Recipe

버독 티 + 바람 빼기 자세 / 영웅 자세 + 그레이프프루트 에센셜 오일

Tea 버독 Burdock

우엉을 뜻하는 버독은 오래전부터 약용으로 사용되었다. 우엉에는 리그난Lignan이라는 성분이 들어 있어 여성호르몬과 관련된 생리통 등을 완화시키고, 항암 효과가 뛰어나다. 식이섬유가 풍부해 변비에도 좋고, 칼슘과 철분이 들어 있어 혈액순환을 돕는다. 특히 이뇨 작용과 독소 배출의 효과가 있어 하체가 잘 붓고 순환이 안 될 때 효과적이다. 맛도 구수해 누구나 쉽게 즐길 수 있다.

Oil 그레이프프루트 Grapefruit

그레이프프루트 오일은 자몽 껍질에서 압착법으로 추출한다. 갓 짜낸 자몽처럼 달콤하고 신선한 향이 나며, 시트러스 계열의 다른 오일보다 영양학적으로 가치가 높다. 림프 촉진제로 셀룰라이트, 부종, 수분 정체에 효과적이라 하체가 무겁고 뻐근할 때 사용하면 좋다. 정신을 명료하게 만들어 스트레스와 관련한 증상에도 많이 사용되며 항미생물 효과와 해독 작용이 있어 피부와 두피를 강화시킨다.
Recommend 마사지, 목욕

Yoga 　바람 빼기 자세

1

두 다리를 펴고 바르게 앉는다.

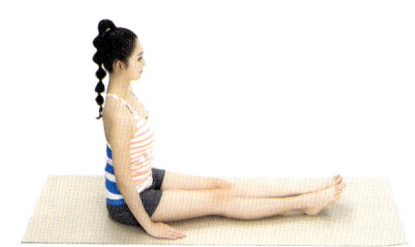

2

오른쪽 다리를 접어 양 팔꿈치로 발바닥과 무릎을 감싼다(자세가 어렵다면 양손으로 발목을 잡는다. 왼쪽 발등은 길게 뻗는다).

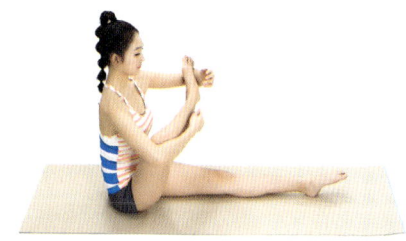

3

마시는 숨에 허리를 길게 펴고, 내쉬는 숨에 다리를 몸 쪽으로 당긴다. 호흡과 함께 30초간 유지한다. 다리는 가볍게 위로 들어 올려 가슴 쪽으로 당긴다(다리가 처진 상태에서 당겨지지 않도록 주의한다. 다리가 많이 당겨지지 않아도 좋으니 허리는 반드시 편다).

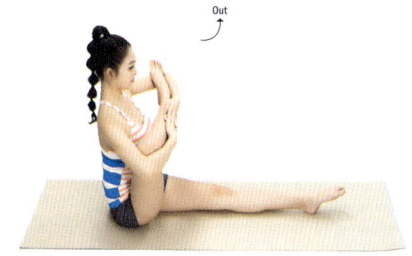

4

오른쪽 발등을 왼쪽 허벅지 안쪽으로 깊숙이 넣어 걸어준다. 왼쪽 발등은 길게 뻗고 양손은 바닥을 짚으며 마시는 숨에 허리를 길게 편다.

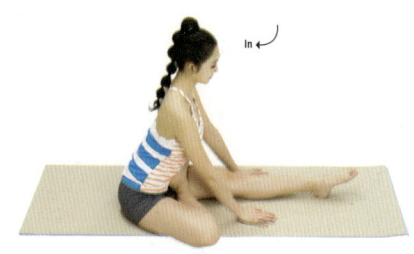

5

내쉬는 숨에 상체를 숙인다. 이때 체중을 배꼽에 실어 왼쪽으로 쏠리지 않도록 주의한다. 호흡과 함께 30초간 유지한다.

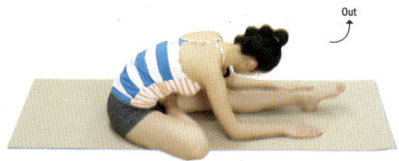

6

왼쪽 발목을 당긴 다음, 왼손으로 발끝을 잡는다. 오른손은 바닥을 짚으며 체중이 한쪽으로 쏠리지 않도록 주의한다. 호흡과 함께 30초간 유지한다. 제자리로 돌아와 반대쪽도 같은 방법으로 실행한다.

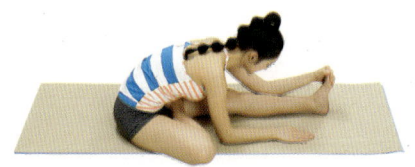

Point   난이도 ★★
전체 1세트 3회 반복

하체 순환에 효과적인 자세다. 하체가 붓는 것을 예방하고 뭉친 근육을 풀어준다. 골반과 허리를 풀어주는 동시에 하체를 충분히 이완시킴으로써 뻐근하고 묵직한 다리 전체를 풀어준다.

Yoga 영웅 자세 or 숩타 비라아사나 Supta Virasana

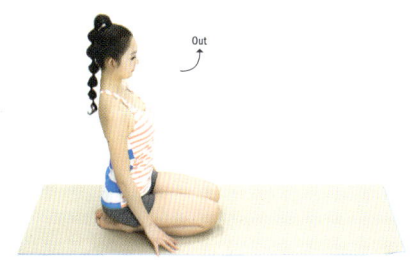

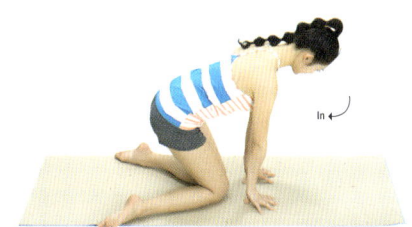

1
양 무릎을 접고 앉는다(바닥이 너무 딱딱하거나 푹신하지 않은 곳에서 실행한다).

2
두 손으로 바닥을 짚고 엉덩이를 든 다음, 두 다리는 무릎을 붙인 상태로 벌린다.

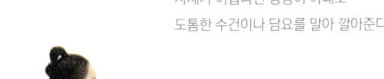

자세가 어렵다면 엉덩이 아래로 도톰한 수건이나 담요를 말아 깔아준다.

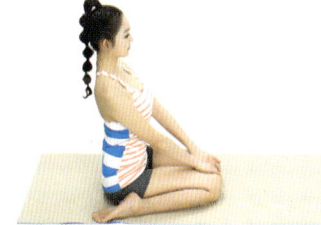

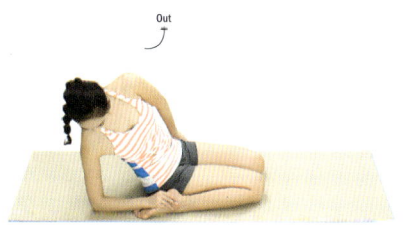

3
엉덩이를 다리와 다리 사이의 바닥에 내려놓고 허리를 펴고 잠시 유지한다. 발목이 꺾이지 않고 발등을 편 상태를 유지한다(이 단계에서 충분히 자세가 나올 때까지 다음 단계로 넘어가지 않는다).

4
팔꿈치를 몸 뒤쪽 바닥으로 하나씩 내려놓는다.

허리와 무릎이 좋지 않으면 실행하지 않는다.
어려운 자세니 단계별로 실행하자.

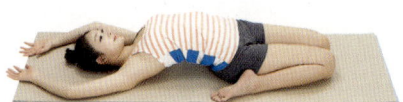

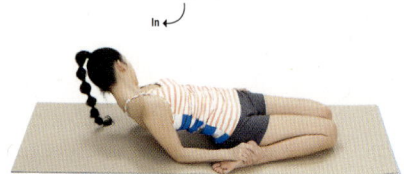

5

가능하다면 완전히 뒤로 눕는다. 자세가 안정되면 턱을 끌어당기고 양손은 머리 위에서 만세한다. 잠시 호흡과 함께 30초간 유지한다. 긴장을 풀고 충분한 자극과 이완을 느낀다(허리가 뜨는 것은 괜찮지만 엉덩이는 바닥에서 떨어지지 않도록 주의한다).

6

팔꿈치를 세워 바닥을 짚고 한쪽씩 번갈아가며 천천히 올라온다. 무게중심이 너무 한쪽으로 쏠리지 않도록 주의한다.

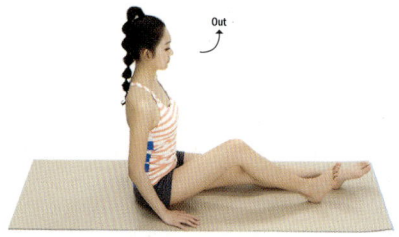

7

천천히 다리를 펴고 번갈아가며 털털 털어준다.

Point   난이도 ★★★   묵직하고 뻐근한 하체를 풀어주는 데 좋은 자세다. 특히 하체를 많이 사용하는 사람들에게
         전체 1세트 2회 반복   효과적이며 몸 전체를 늘리고 이완시키는 데 좋다.

Aroma Therapy

뻐근한 하체를 위한 오일 마사지

준비물 : 블렌딩한 오일

(**베이스 오일** 호호바 오일 15㎖ + 그레이프 시드 오일 15㎖, **에센셜 오일** 그레이프프루트 오일 5방울 + 제라늄 오일 5방울)

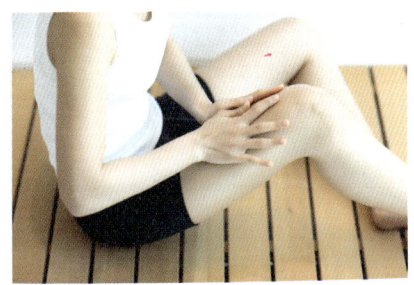 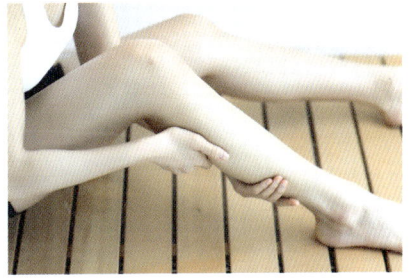

1. 블렌딩한 오일을 손바닥에 충분히 묻힌 다음, 허벅지 전체를 감싸듯 충분히 마사지한다. 허벅지 앞쪽에서부터 원을 그리듯 내려가 허벅지 뒤쪽으로 원을 그리며 올라온다. 30회 반복한다.

2. 무릎을 세우고 종아리를 쓸어 올리듯 양 손바닥으로 번갈아가며 마사지한다. 30회 반복한다.

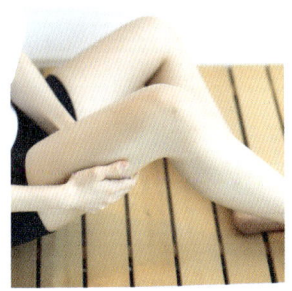 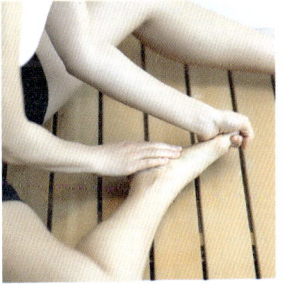 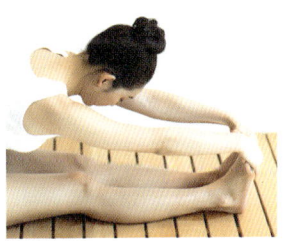

3. 무릎을 세운 상태에서 허벅지 뒤쪽을 쓸어 올리듯 양 손바닥으로 번갈아가며 마사지한다. 30회 반복한다.

4. 무릎을 접어 눕히고 발바닥과 발가락 사이를 충분히 마사지한다. 반대쪽도 같은 방법으로 실행한다.

5. 양쪽 모두 실행한 다음 다리를 뻗어 발목을 당기고 상체를 숙여 잠시 호흡한다.

☞ 원하는 베이스 오일이나 천연 소금에 같은 양의 에센셜 오일을 섞어 족욕이나 반신욕을 해도 좋다. 제라늄 오일은 정체된 체액을 원활하게 순환시키고, 부기를 조절하는 효과가 있다.

Case #12

만성피로 증후군

보통 잠을 충분히 잤음에도 피로가 풀리지 않으며 매사에 의욕이 없으면 만성피로라 말한다. 실제로 만성피로 증후군이라는 병은 바이러스와 싸우기 위해 생긴 물질이 비정상적으로 많아져 면역에 장애가 일어나는 것이다. 따라서 바이러스성 질환을 수반하는 경우가 많으며 스트레스, 과도한 업무, 잦은 음주, 운동 부족, 불규칙한 식생활, 수면 부족 등이 원인으로 알려져 있다.

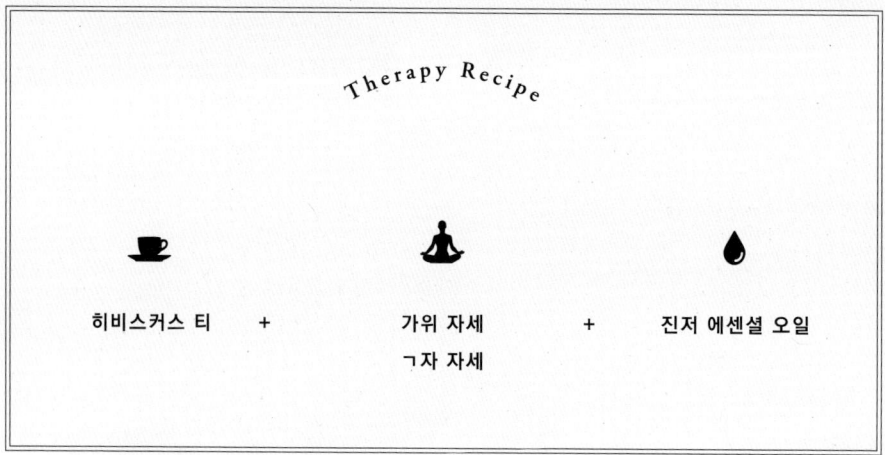

Tea 히비스커스 Hibiscus

히비스커스는 품종이 다양한데, 우리가 식용이나 약용으로 사용하는 것은 중국이 원산지인 하와이 무궁화 품종이다. 꽃잎이나 꽃받침을 차로 우려 마시는데 은은하고 달콤한 향이 나고, 구연산이 많이 함유되어 신맛도 난다. 철분, 인, 비타민B_1·B_2·C가 들어 있어 피부 미용에 좋으며 이뇨 작용과 함께 지치고 나른할 때 심신을 깨워 식욕을 증가시키는 효과가 있다.

Oil 진저 Ginger

생강에 대한 최초의 기록은 BC551~479년인데, 공자가 소화를 돕기 위해 끼니마다 생강을 먹었다는 문헌이 전해진다. 오일은 말린 뿌리를 통째로 증기 증류법으로 추출하는데, 달콤하면서 살짝 매운 향이 난다. 진저 오일은 순환 촉진제와 심신 강장제 역할을 하며 몸을 따뜻하게 데워주고 냉기를 몰아내 양기를 강화시킨다. 근육통을 완화하고 의욕이 없고 몸이 지쳤을 때 에너지를 끌어 올린다.

Yoga   가위 자세

1

두 다리를 완전히 편 상태로 눕는다.

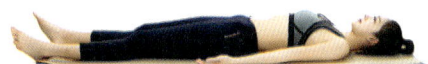

2

오른쪽 다리를 들어 올리면서 상체도 들어 양손으로 가볍게 다리를 감싼다. 왼쪽 다리는 바닥에서 가볍게 띄운다(가능하면 종아리 뒤쪽을 잡고, 자세가 어렵다면 무릎 뒤나 허벅지를 잡는다).

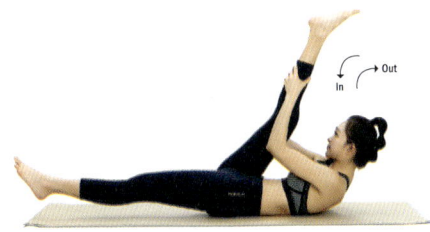

3

마시고 내쉬는 숨에 다리를 교차시켜 똑같은 방법으로 왼쪽 다리를 잡는다. 강하게 내뱉는 숨과 함께 상체를 좀 더 들어 올린다. 또 한 번 다리를 반대쪽으로 교차시키며 호흡과 함께 좌우를 1세트로 10회 반복한다(호흡이 힘들 수도 있지만 내쉬는 숨에 좀 더 집중하면 마시는 숨은 많이 어렵지 않다).

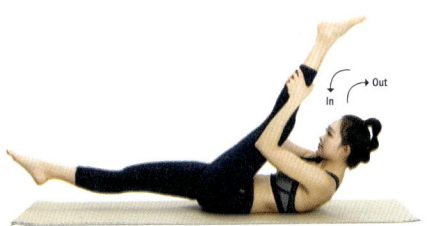

4

양다리를 모두 들어 올려 양손으로 발목이나 종아리를 잡는다.

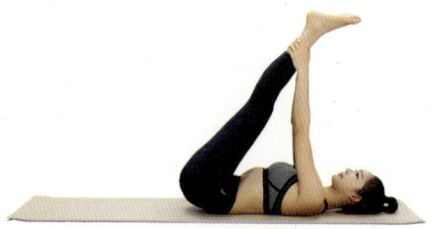

5

마시고 내쉬는 숨에 두 다리를 가슴 쪽으로 지그시 당긴다. 목은 힘을 빼고 꼬리뼈는 바닥으로 눌러준다. 잠시 호흡과 함께 30초간 유지한다.

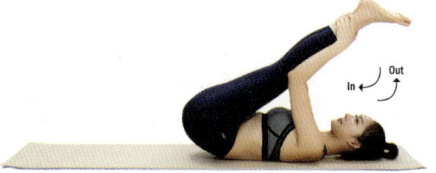

6

제자리로 돌아와 무릎을 끌어안고 잠시 호흡한다.

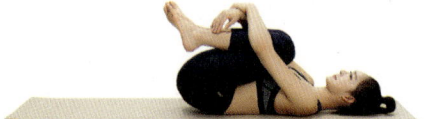

Point 난이도 ★★
전체 1세트 2회 반복

심신의 컨디션을 끌어 올리는 자세다. 전신이 이완되는 동시에 지쳐 있는 세포들을 깨워준다. 반드시 호흡과 함께 실행한다.

Yoga   ㄱ자 자세

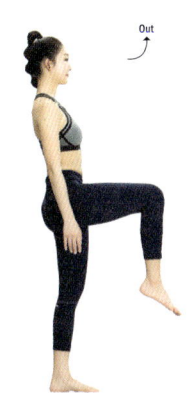

1
바르게 서서 오른쪽 무릎을 접어 골반 높이까지 들어 올리고 균형을 잡는다. 왼쪽 엉덩이에 단단히 힘을 주며 집중한다.

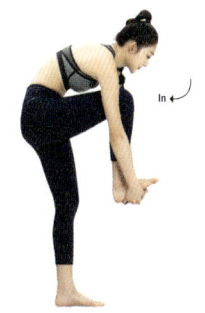

2
자세가 안정되면 몸을 동그랗게 말아 양손을 깍지 껴 발바닥을 잡는다(반드시 몸을 동그랗게 말고 엄지손가락까지 모두 깍지를 낀다).

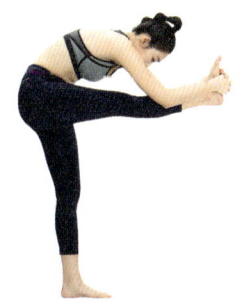

3
천천히 가능한 만큼 무릎을 편다. 시선은 무릎을 바라보며 호흡과 함께 20초간 유지한다(자세가 어렵다면 2번까지만 실행하거나 수건으로 발바닥을 감싸 실행해도 좋다). 제자리로 돌아와 반대쪽도 같은 방법으로 실행한다.

Point   난이도 ★★★   몸의 에너지를 높이는 데 효과적인 동작이다. 짧지만 강렬한 동작으로 순간적으로 에너지를 모으고 컨디션을 상승시킨다. 반드시 호흡과 함께 실행한다.
전체 1세트 2회 반복

Aroma Therapy

만성피로 증후군을 위한 오일 마사지

준비물 : 블렌딩한 오일

(**베이스 오일** 호호바 오일 20㎖ + 해바라기씨 오일 10㎖ **에센셜 오일** 진저 오일 3방울 + 바질 오일 1방울 + 제라늄 오일 4방울)

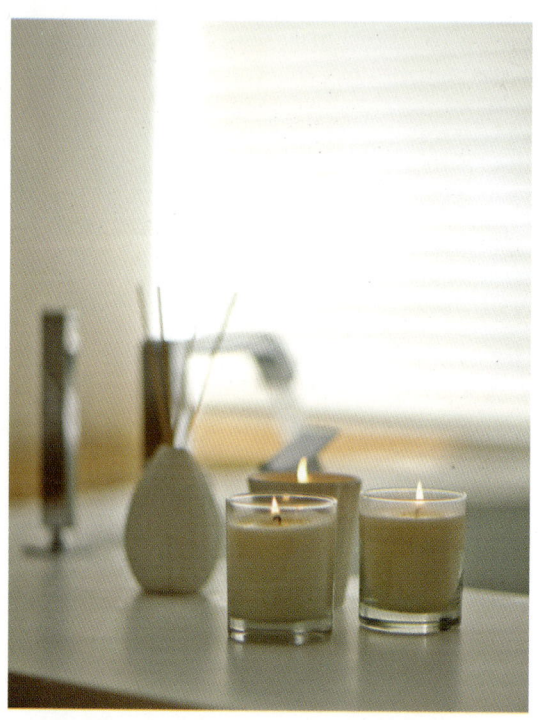

1. 베이스 오일에 에센셜 오일을 순서대로 떨어뜨리고 잘 섞는다.
2. 따뜻한 물로 충분히 샤워를 한다. 반신욕을 하면 더욱 효과적이다.
3. 몸에 물기가 남아 있는 상태에서 블렌딩한 오일을 바른다. 몸의 아래에서 위쪽 방향으로 부드럽게 마사지하며 동시에 호흡한다.(미끄러지지 않도록 바닥에 수건을 깔고 실행한다.)
4. 수건으로 가볍게 물기만 닦아내고 충분히 휴식한다.

☞ 바질 오일은 스트레스를 완화하고 제라늄 오일은 호르몬과 신경계를 조절하는 효과가 있다. 진저 오일과 블렌딩하면 향뿐만 아니라 피로를 없애는 효과도 탁월하다. 천연 소금에 같은 양의 에센셜 오일을 잘 섞어 전신욕이나 반신욕에 사용해도 좋다.

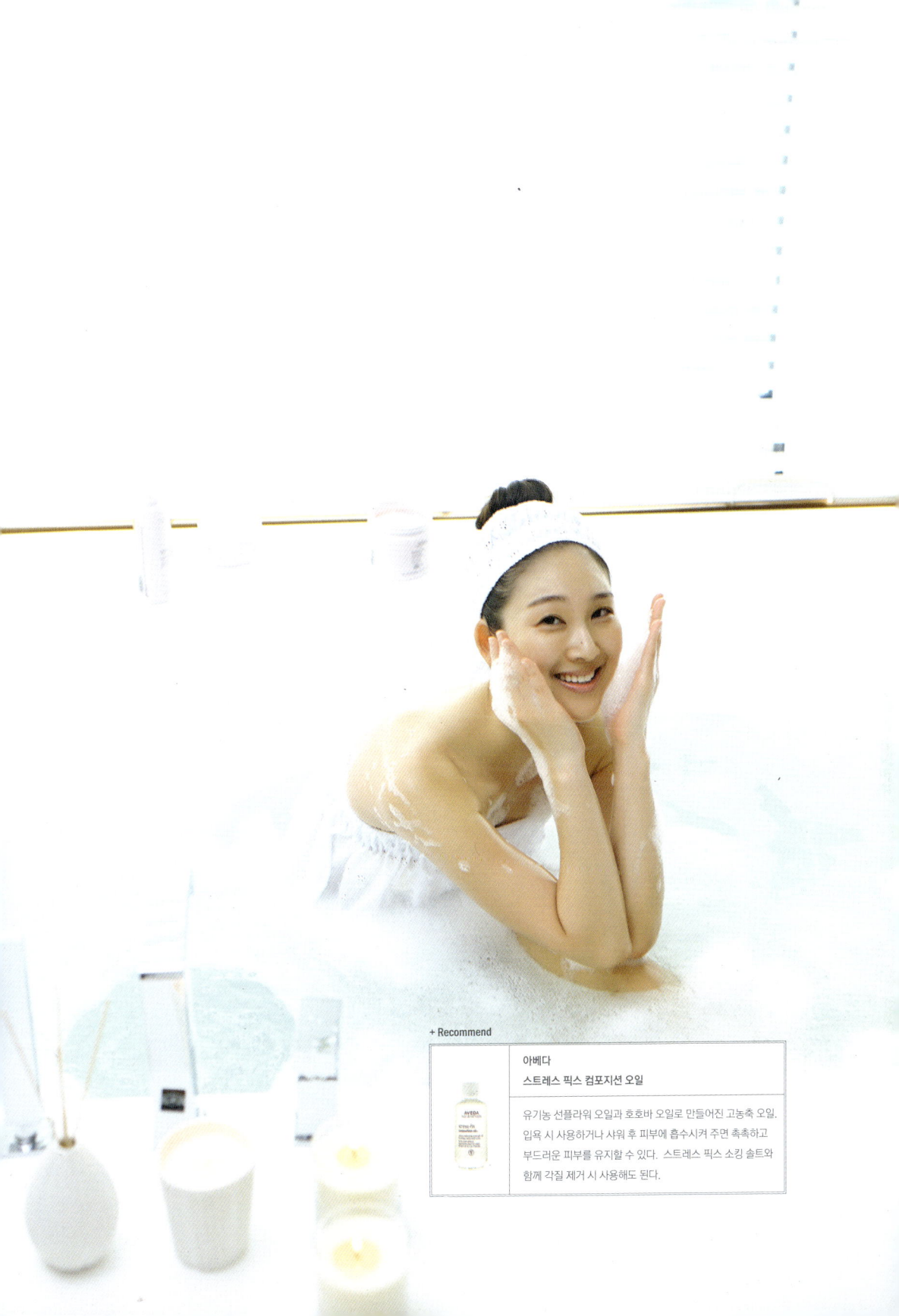

+ Recommend

아베다
스트레스 픽스 컴포지션 오일

유기농 선플라워 오일과 호호바 오일로 만들어진 고농축 오일. 입욕 시 사용하거나 샤워 후 피부에 흡수시켜 주면 촉촉하고 부드러운 피부를 유지할 수 있다. 스트레스 픽스 소킹 솔트와 함께 각질 제거 시 사용해도 된다.

Case #13

불면증

아예 잠이 오지 않거나 잠이 들었어도 자주 깨 숙면을 취하지 못하는 경우가 있다. 이런 증상이 한 달 이상 계속되면 불면증이라 할 수 있는데 환경적, 신체적, 심리적인 요인이 복합적으로 작용한다. 잠은 각종 호르몬의 분비를 돕고 면역계를 활성화시키며 심신의 스트레스와 피로를 풀어주는 중요한 역할을 하므로 규칙적인 수면 습관을 들이는 것이 중요하다.

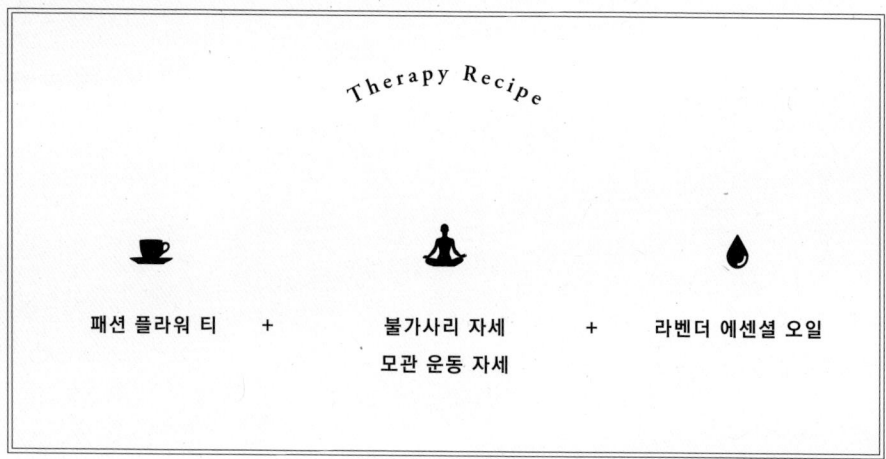

Tea 패션 플라워 Passion Flower

'시계 꽃'으로 알려진 패션 플라워는 오래전부터 식용과 약용으로 사용되고 있다. 원산지가 미국인 품종이 약용 효과가 뛰어난 것으로 알려졌으며 열매 맛이 달콤해 상업용으로 활발하게 재배된다. 보통 잎을 건조시켜 따뜻한 차로 마시는데, 진정 효과가 탁월해 불면증에 좋다. 긴장으로 인한 근육통, 스트레스, 두통에 효과적이며 우울증, 히스테리 증상을 개선하고 여성 관련 질환에도 관여한다.

Oil 라벤더 Lavender

친숙한 향의 라벤더 오일은 에센셜 오일의 어머니라 불릴 정도로 효과와 활용도가 광범위하다. 주요 생산지는 불가리아와 프랑스이며 꽃대 전부와 꽃봉오리를 증기 증류법으로 오일을 추출한다. 라벤더는 신경계 조화에 매우 탁월하다. 마음을 편안하게 만들어 긴장을 풀고 심신의 스트레스를 완화시켜 숙면을 유도한다. 통증을 완화해 근육통과 생리통에도 효과적이고, 세포를 활성화시킨다.

Yoga 불가사리 자세

1
두 다리를 쭉 뻗고 양손은 열십자로 벌린다.

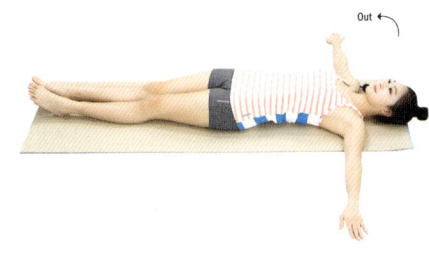

2
마시는 숨에 복부 힘을 이용해 오른쪽 다리를 하늘 위로 길게 들어 올린다.

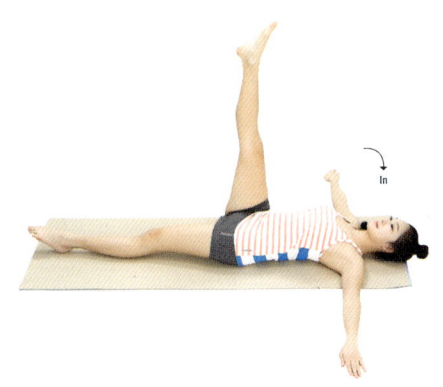

3
내쉬는 숨에 천천히 복부 힘을 이용해 왼쪽으로 다리를 넘기며 시선도 왼쪽을 따라간다. 오른쪽 겨드랑이가 떠도 괜찮다. 바닥으로 지그시 누르며 내쉬는 숨마다 골반을 왼쪽으로 길게 밀어낸다. 호흡과 함께 30초간 유지한다. 제자리로 돌아와 반대쪽도 같은 방법으로 실행하며 한 번씩 더 반복한다.

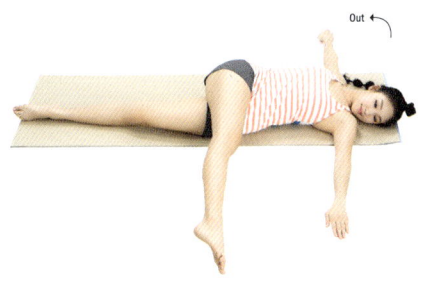

Point 난이도 ★
전체 1세트 2회 반복

전신을 늘리고 짜내는 동작으로 심신의 이완을 도와 잠들기 전에 하면 긴장을 풀어주고 편안함을 느낄 수 있다. 과하지 않은 동작으로 몸을 가볍게 자극하고 이완함으로써 불면증을 해소하는 데 도움이 된다.

Yoga 　모관 운동 자세 or 보디 셰이킹 Body Shaking

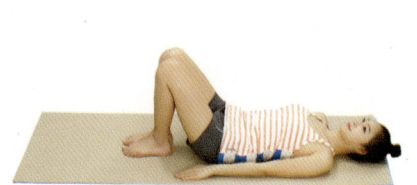

1

두 다리를 접어 무릎을 세운다.

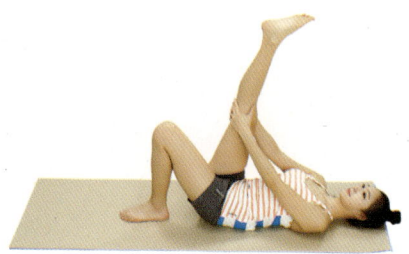

2

오른쪽 다리를 들어 올리고 양손으로 무릎 뒤를 가볍게 잡는다(자세가 어렵다면 가능한 만큼만 잡는다).

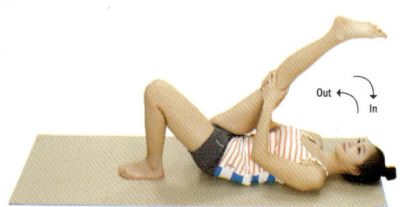

3

마시고 내쉬는 숨에 팔꿈치를 접어 다리를 몸 쪽으로 가볍게 당긴다. 살짝 반동을 줘도 괜찮다. 호흡과 함께 15초간 유지한다. 제자리로 돌아와 반대쪽도 같은 방법으로 실행한다.

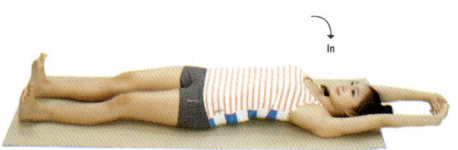

4

다리를 다시 펴고 양손은 머리 위로 깍지 껴서 발목을 당기고 기지개를 켠다. 호흡과 함께 10초간 유지한 다음 힘을 풀어준다.

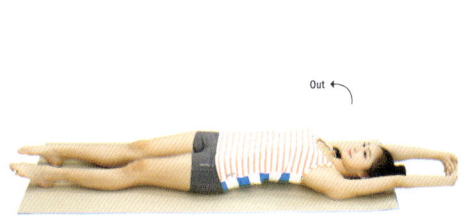

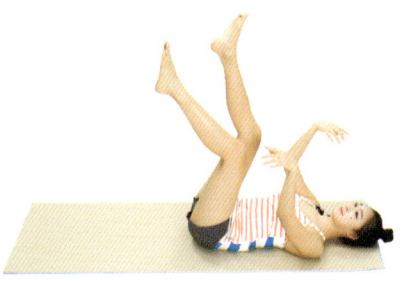

5
그 상태로 발등을 펴고 기지개를 켠 상태로 호흡과 함께 10초간 유지하고 힘을 풀어준다.

6
양손과 양발을 하늘 위로 들어 올리고 아주 강하게 털어준다. 호흡과 함께 빠르게 30초간 계속한다.

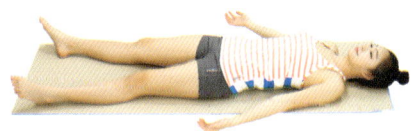

7
천천히 정지한 다음 가볍게 손과 발을 반쯤 내려 바닥으로 툭 떨어뜨린다. 왼발을 툭, 오른발을 툭, 양손을 툭, 가슴을 툭 떨어뜨린다. 고개를 좌우로 흔들흔들 움직인 다음 잠시 턱을 끌어당겨 눈을 감고 호흡한다.

Point 난이도 ★
전체 1세트 2회 반복

손발을 터는 모관 운동은 몸의 말초신경을 자극해 전신 순환과 심신의 긴장을 풀고 스트레스를 줄이며 숙면을 유도한다.

Aroma Therapy

불면증을 없애는 오일 활용법

준비물 : 에센셜 오일(라벤더 오일, 마조람 오일, 일랑일랑 오일), 수건, 정종 등의 발효주

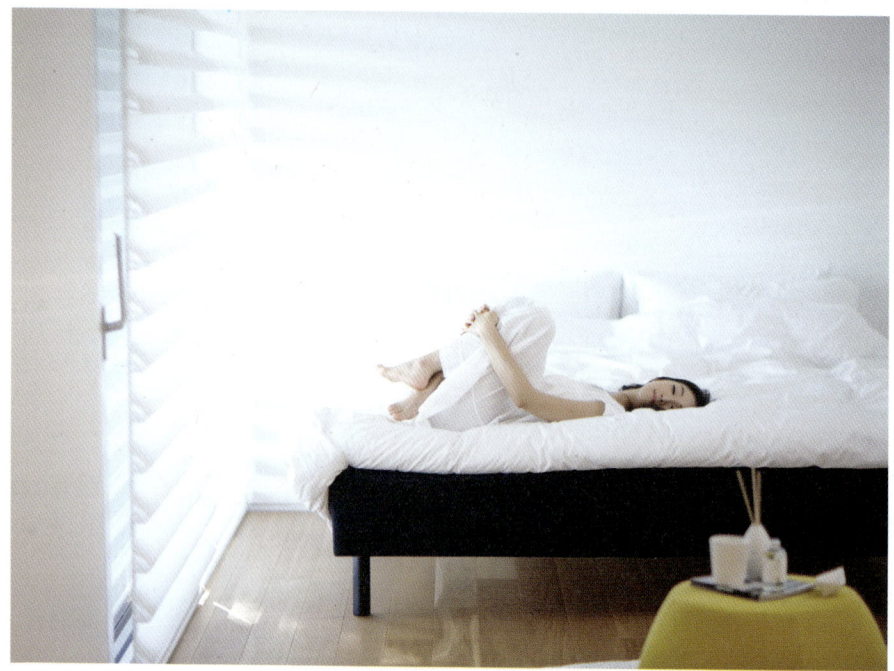

How to 1. 잠자기 전 침실의 분위기를 안락하게 조성한다. 침구, 불빛, 온도 등 숙면을 취할 수 있는 환경을 만든다. 베개 위에 수건을 깔고 잘 때 좌우로 고개를 돌리는 간격을 체크해 코가 닿는 부분에 라벤더 오일 3방울, 마조람 오일 1방울을 각각 떨어뜨린다.

How to 2. 오일을 넣고 반신욕을 해도 좋다. 물의 온도를 38℃~40℃로 맞추고 라벤더 오일 4방울, 일랑일랑 오일 4방울을 넣고 정종 등의 발효주를 1병 붓는다(자신이 원하는 베이스 오일 20㎖에 에센셜 오일을 블렌딩해 물에 풀어도 좋다).

☞ 마조람 오일은 기를 순환시키고 심신을 편안하게 만들어준다. 스트레스성 수면 장애나 불면증에 도움이 되어 라벤더 오일과 블렌딩 하면 효과를 볼 수 있다.

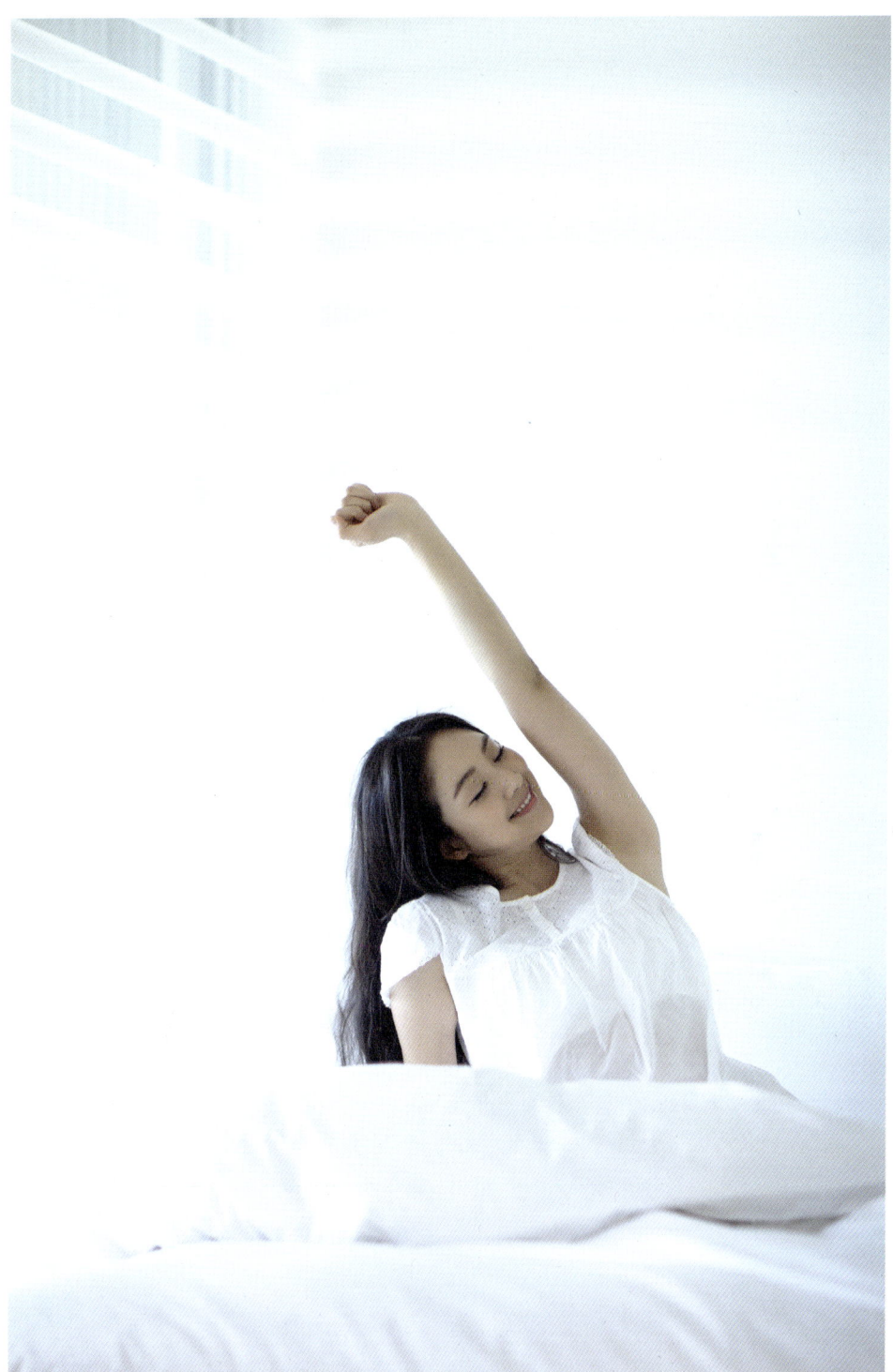

몸이 가벼워지는 요가 테라피

Case #14

알레르기성 비염

알레르기성 비염의 원인은 다양하지만 가장 흔한 요인 중 하나는 미세먼지를 비롯한 오염된 공기다. 다양한 바이러스와 이에 대처하는 면역력이 떨어지면서 알레르기성 비염 환자가 늘고 있다. 감기처럼 재채기, 콧물, 코 막힘 등의 증상을 보이며 사계절 내내 시달리는 것이 특징이다. 심한 경우 코가 헐고 호흡이 답답해 집중력이 떨어지고, 일과 수면 모두 방해를 받는다.

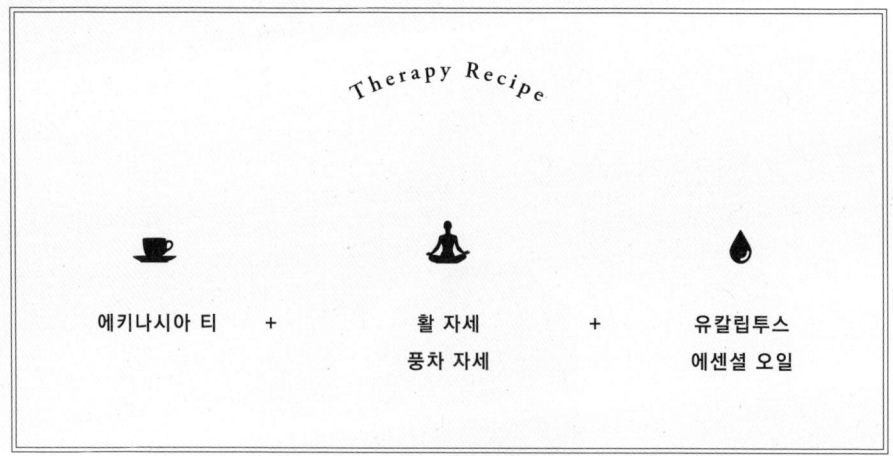

Tea   에키나시아 Echinacea

에키나시아는 아메리카 인디언들이 뱀에 물리거나 호흡기 질환에 걸렸을 때 사용한 것으로 알려졌다. 주로 뿌리와 줄기를 사용하며 달콤한 향이 난다. 항바이러스와 항균 작용으로 감염에 대한 저항력을 길러주어 편도선염, 감기, 인플루엔자, 비염, 축농증 등을 예방하고 치료하는 효과가 있다. 소염 효과가 있어 각종 염증 질환에도 좋다.

Oil   유칼립투스 Eucalyptus

보통 유칼립투스는 호주에서 자생하며 코알라가 먹는 잎으로 알려져 있다. 신선한 잎이나 말린 잎을 증기 증류법으로 오일을 추출하며 유칼립투스의 향은 주위를 환기시키고 정신을 맑게 하며 에너지를 모으는 역할을 한다. 방부성, 거담성이 좋고 항균 작용이 뛰어나 폐의 기를 강화해 호흡 기능을 높여준다. 인플루엔자, 인후염, 감기, 비염, 만성 기관지염과 두통, 근육통을 완화시킨다.
Warning 유칼립투스 오일은 무독성, 무자극성, 비민감성이지만, 호주에서는 독극물로 여겨진다.

Yoga 활 자세 or 다누라아사나 Dhanurasana

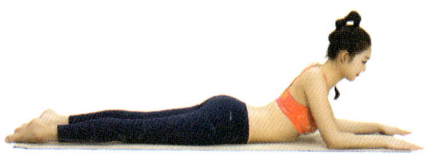

1
엎드려서 팔꿈치를 바닥에 대고 상체를 세운다.

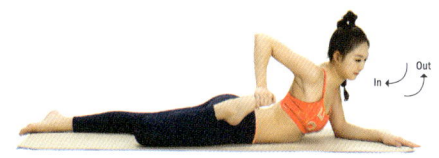

2
오른쪽 무릎을 접고 오른손으로 발가락과 발등을 감싸 엉덩이 쪽으로 지그시 당긴다(가볍게 반동을 주는 것도 괜찮다. 허벅지 앞쪽의 자극을 충분히 느끼며 이완한다). 반대쪽도 같은 방법으로 실행한다.

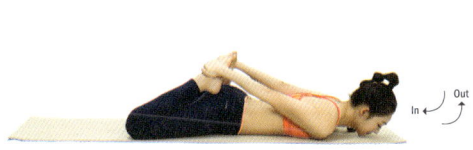

3
다리를 골반 너비로 벌리고 양 무릎을 접어 양손으로 발목이니 발등을 잡는다(허리가 좋지 않으면 2번까지만 실행하고 초보자는 수건을 발등에 걸어도 좋다).

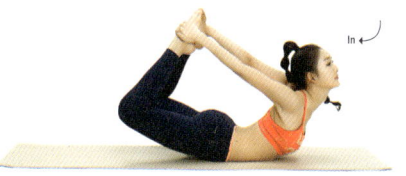

4
마시는 숨에 상체와 하체를 동시에 천천히 들어 올린다. 몸통이 흔들리지 않도록 주의하며, 어깨를 펴고 시선은 멀리 사선을 바라본다. 호흡과 함께 30초간 유지한다(위쪽 배가 바닥에서 떨어지지 않도록 주의한다. 근력과 유연성을 적절하게 사용해 반동으로 올라오지 않는다).

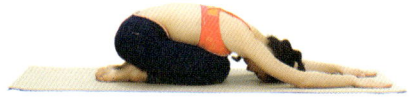

5
천천히 제자리로 돌아와 태아 자세로 잠시 휴식한다.

Point   난이도 ★★
전체 1세트 2회 반복

면역력을 강화하는 데 도움이 되는 자세다. 전신을 열어주고 늘려줌으로써 스트레스를 해소할 뿐 아니라 폐와 기관지를 강화시킨다. 반드시 호흡과 함께 천천히 실행한다.

Yoga 풍차 자세 or 프라사리타 파도타나아사나 변형 Prasarita Padottanasana Variation

1

바르게 서서 다리를 어깨 너비보다 2.5배 정도 넓게 벌린다. 발끝은 정면을 바라보고 엉덩이가 뒤로 빠지지 않도록 한다.

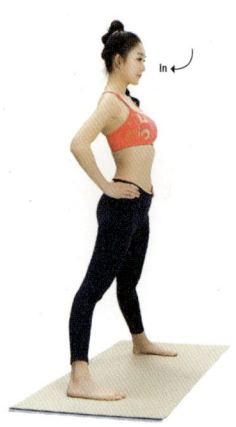

2

양 무릎을 가볍게 접어 상체를 숙이고 양손은 바닥을 짚는다.

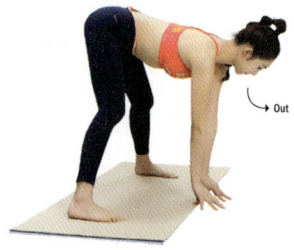

3

마시고 내쉬는 숨에 무릎을 가능한 만큼만 펴고 상체를 숙인다. 목에 힘을 빼고 잠시 호흡한다.

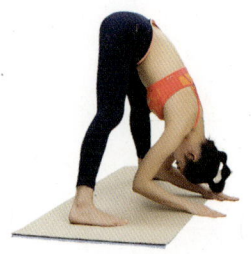

4

양 손가락을 세워 바닥을 짚고 체중을 앞쪽으로 가볍게 실어 허리를 편다. 턱을 끌어당겨 시선은 바닥을 바라본다(손이 바닥에 닿지 않는다면 무릎을 가볍게 접어도 좋다).

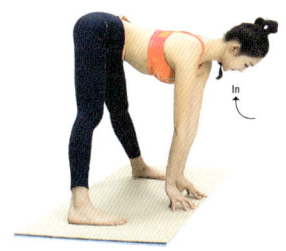

5

마시고 깊게 내쉬는 숨에 오른팔을 열어 몸통을 오른쪽으로 회전시킨다. 가능한 만큼만 팔을 올리고 시선은 자연스럽게 오른쪽 손끝을 따라간다. 깊게 호흡하며 20초간 유지한다. 제자리로 돌아와 반대쪽도 같은 방법으로 실행하며 좌우 1세트로 5회 반복한다.

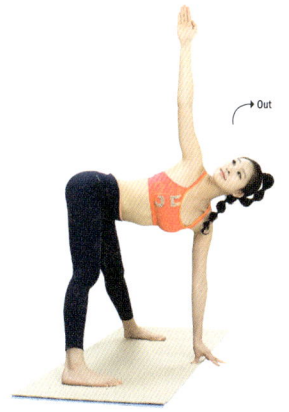

6

제자리로 돌아와 두 다리를 모은다. 목에 힘을 빼고 상체를 숙여 잠시 호흡한다.

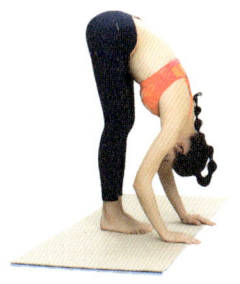

Point 난이도 ★★
전체 1세트 2회 반복

몸 전체의 면역력을 강화시키는 자세다. 사지의 기혈 순환을 돕고 몸을 따뜻하게 해준다. 호흡과 함께 함으로써 폐를 강화하고 집중력과 통제력을 길러준다.

Tip 비염을 완화시키는 교호 호흡법

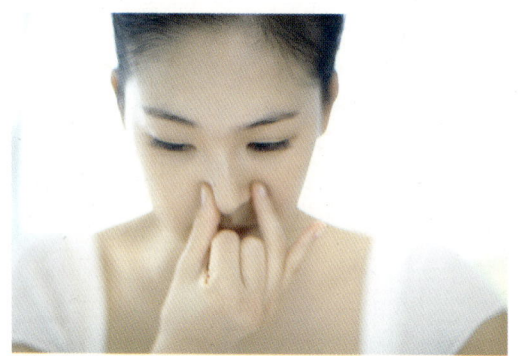

1

바르게 앉아 오른손 검지와 중지를 접는다. 오른손 엄지로 오른쪽 콧구멍을 막고, 왼쪽 콧구멍으로 숨을 내쉰다. 그리고 다시 내쉰 왼쪽 콧구멍으로 강하게 숨을 마신다.

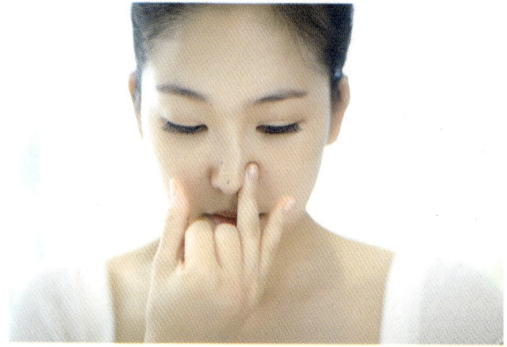

2

이번에는 약지로 왼쪽 코를 막고, 엄지를 풀면서 오른쪽 코로 마신 숨의 2~3배 정도로 길게 숨을 내쉰다. 그대로 다시 오른쪽 코로 숨을 깊게 마시고 엄지로 오른쪽 콧구멍을 막으며 약지를 풀며 호흡을 깊게 내쉰다. 같은 방법으로 천천히 호흡과 함께 20회 반복한다.

Point 난이도 ★★   호흡기를 정화하고 폐를 강화시키며 몸의 기혈 순환을 좋게 한다. 비염과 축농증 증상이 심할 때 교호 호흡을 하면 답답했던 콧속이 편안해진다.

Aroma Therapy

비염에 좋은 오일 증기 흡입법

준비물 : 에센셜 오일(유칼립투스 오일 + 파인 오일 + 프랑킨센스 오일), 높고 오목한 그릇, 큰 수건

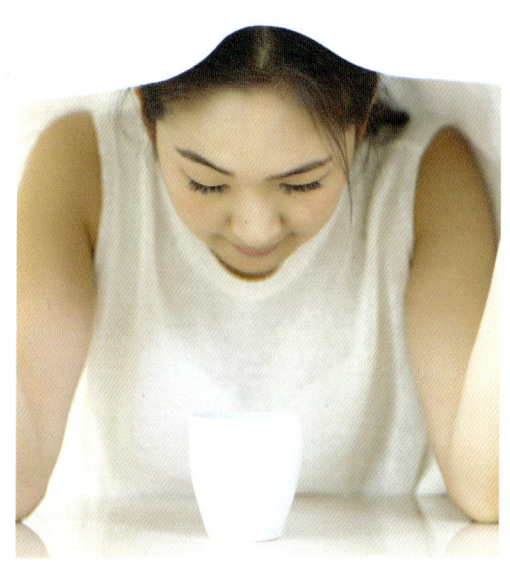

1. 그릇에 뜨거운 물을 담고 유칼립투스, 파인, 프랑킨센스 오일을 각각 2방울씩 떨어뜨린다.
2. 그릇을 바닥에 내려놓고 수건을 머리 뒤로 가져와 얼굴 주변을 감싸 주변을 차단한다.
3. 눈을 감고 코를 그릇 가까이에 댄 다음 천천히 호흡한다. 바로 증상이 완화될 수도 있으니 증상이 없어질 때까지 실행하면 좋다.

☞ 파인 오일은 호흡계에 좋은데, 특히 폐 질환, 기침, 천식, 기관지염, 부비강염에 효과적이다. 프랑킨센스 오일은 깊고 편안하게 호흡할 수 있도록 도와주며 정신적인 스트레스를 해소시킨다. 유칼립투스와 함께 블렌딩하면 더 좋은 효과를 낼 수 있다. 오일이 모두 없을 때는 하나의 오일만 사용해도 좋다.

☞ 뜨거운 증기를 급하게 호흡하면 기침이 심해질 수 있으니 주의한다. 자극이 될 수 있으니 반드시 눈을 감고 천천히 실행한다.

INNER PEACE YOGA
BODY

초판 1쇄 발행 2015년 9월 5일
초판 5쇄 발행 2019년 6월 5일

지은이 송다은

발행인 이재진 **단행본사업본부장** 김정현
편집주간 신동해 **편집장** 이남경
디자인 스튜디오 고민 **교정교열** 홍주연
마케팅 이현은 최혜진 **홍보** 박현아 최새롬
마케팅 최아림 박나리 **제작** 신홍섭 정석훈

사진 류창현(Studio 707) **동영상** 서정민, 김승재(P.325 스튜디오)
의상협찬 리복(reebok) **제품협찬** 아베다(AVEDA)
장소협찬 사우스케이프SPA&SUITE **헤어·메이크업** 선엽·혜림(재클린)
스타일링 이유정(목 커뮤니케이션)

브랜드 웅진리빙하우스 **주소** 경기도 파주시 회동길 20
주문전화 02-3670-1595
문의전화 031-956-7359(편집), 031-956-7567(마케팅)
홈페이지 www.wjbooks.co.kr
페이스북 www.facebook.com/wjbook
포스트 post.naver.com/wj_booking

발행처 (주)웅진씽크빅 **출판신고** 1980년 3월 29일 제406-2007-000046호

ⓒ송다은, 2015
ISBN 978-89-01-20519-9 (14510)

웅진리빙하우스는 (주)웅진씽크빅 단행본사업본부의 브랜드입니다.
이 책은 저작권법에 따라 보호받는 저작물이므로 무단 전재와 무단 복제를 금지하며,
이 도서의 국립중앙도서관 출판시도서목록은 서지정보유통지원시스템 홈페이지
(http://seoji.nl.go.kr)와 국가자료공동목록시스템(http://www.nl.go.kr/kolisnet)에서
이용하실 수 있습니다. (CIP제어번호: CIP2015023530)

• 책값은 표지에 있습니다.
• 잘못된 책은 구입처에서 바꿔드립니다.

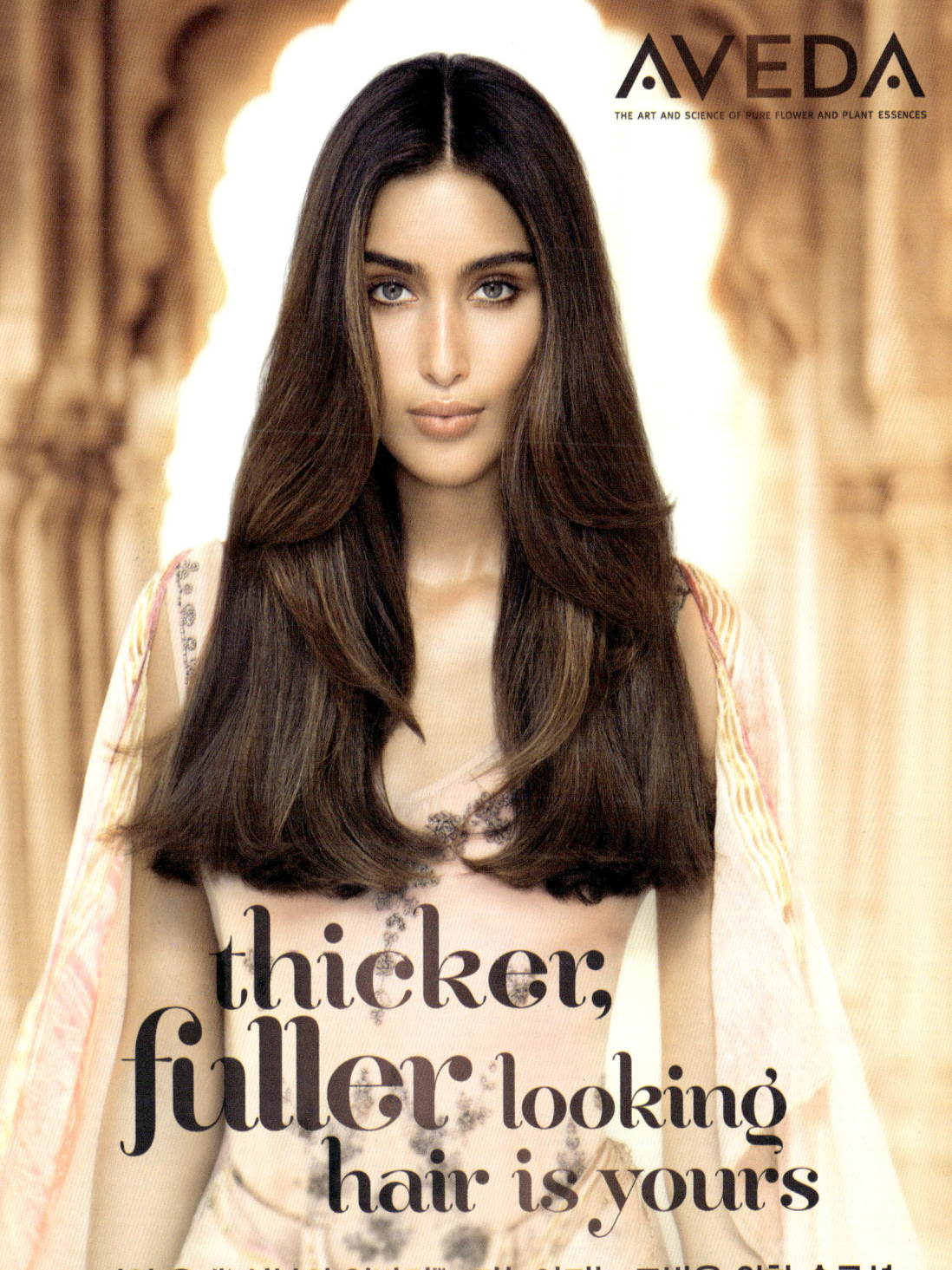

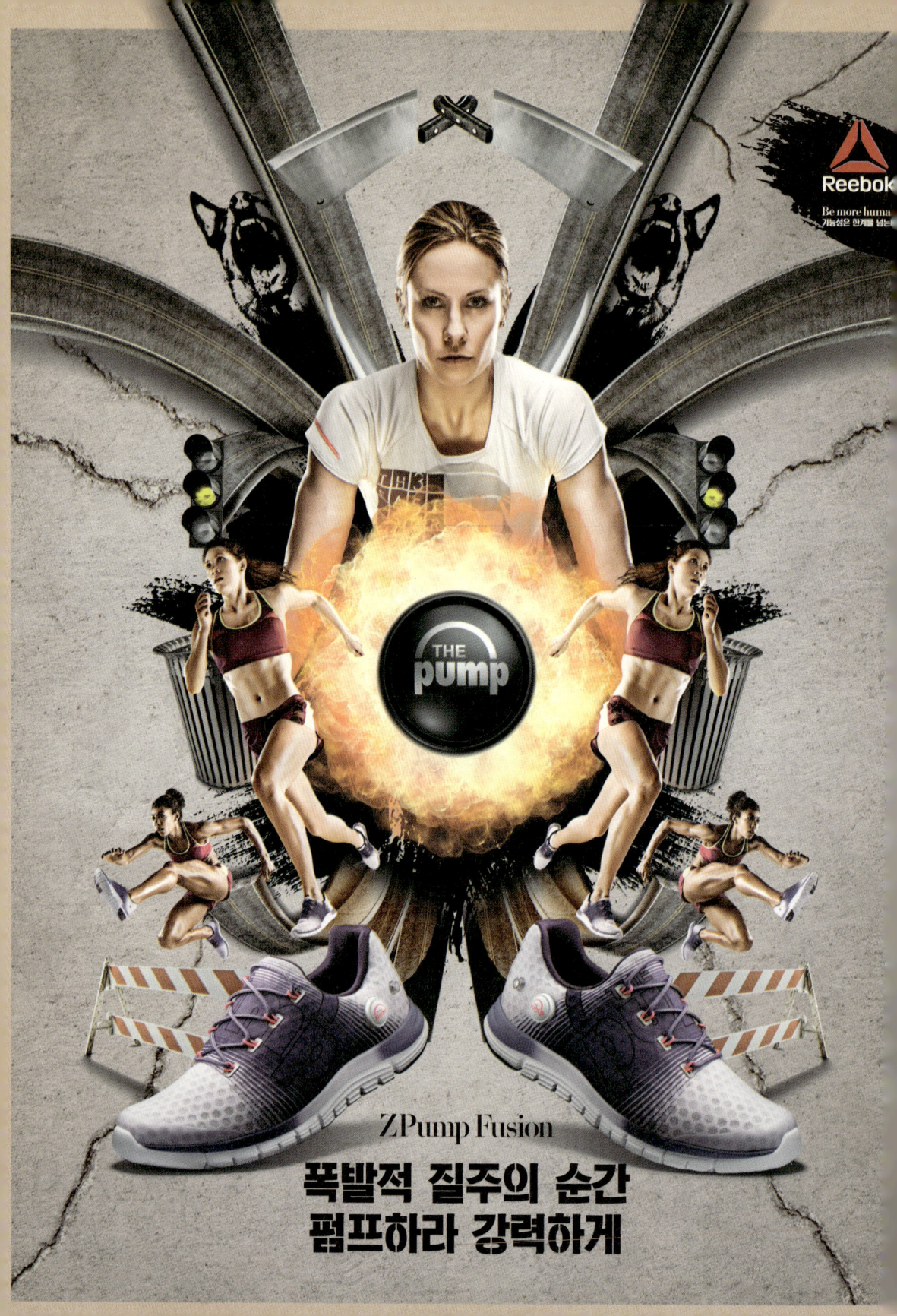